TRAITÉ

DU

DÉCHAUSSEMENT

ET DE

L'ÉBRANLEMEMENT DES DENTS

ET DES

MALADIES DES GENCIVES

PAR

Auguste BERTIN, Dentiste

PARIS

CHEZ L'AUTEUR

rue de la Jussienne, 21

—

1865

TRAITÉ

DU DÉCHAUSSEMENT

ET DE L'ÉBRANLEMENT DES DENTS

PARIS. — IMP. V. GOUPY ET Cᵉ, RUE GARANCIÈRE, 5.

TRAITÉ

DU

DÉCHAUSSEMENT

ET DE

L'ÉBRANLEMEMENT DES DENTS

ET DES

MALADIES DES GENCIVES

PAR

Auguste BERTIN, Dentiste

PARIS

CHEZ L'AUTEUR

rue de la Jussienne, 21

1865
1864

A LA

MÉMOIRE DE MON PÈRE

Auguste BERTIN

AVANT-PROPOS

Lorsque, étant encore enfant, j'assistais mon père dans ses opérations, je fus frappé du grand nombre de dents parfaitement saines dont il était obligé de faire l'extraction. Je comprenais que l'on enlevât des dents cariées, trouées, mais je ne pouvais comprendre que l'on fût obligé de retirer des dents tout à fait intactes. Mon père me disait qu'il fallait les extraire parce qu'elles étaient déchaussées et ébranlées, et qu'elles étaient déchaussées et ébranlées parce que les gencives étaient malades.

Je ne cessai pas depuis lors de penser à ce sujet, me disant que celui qui trouverait le moyen de remédier aux maladies des gencives, au déchaussement et à l'ébranlement des dents, et surtout de les prévenir, rendrait un grand service.

Lors de la publication du mémoire de M. le professeur Marchal de Calvi sur la *gingivite expulsive*, je me mis à l'œuvre, et, après bien des recherches, bien des essais, je finis par composer un élixir et une poudre, auxquels j'ai donné le nom d'*Elixir solidifiant* et de *Poudre solidifiante*, et que j'employai d'abord dans le cercle de ma clientèle ordinaire, puis, par le moyen des annonces, dans un cercle de plus en plus étendu.

Aujourd'hui, après six années consécutives de l'emploi de ces moyens, avec un succès qui a dépassé mes espérances, j'offre au public ce traité, dans lequel j'expose et les diverses maladies des gencives qui occasionnent le déchaussement, l'ébranlement et la perte des dents, et les indications diverses de la poudre et de l'élixir solidifiants.

Pour la rédaction de ce traité, en ce qui concerne les idées générales de médecine que l'on y trouvera, je dois beaucoup à mon père, qui passa les dernières années de sa laborieuse et digne vie à lire les ouvrages des grands médecins anciens et modernes, donnant ainsi un libre cours à une véritable passion que les circonstances ne lui avaient point permis de satisfaire plus opportuné- ment, et à M. Marchal de Calvi, qui, oc- cupé d'autres travaux, n'a pas craint de me confier ses notes et de m'aider de ses conseils. Aussi, je les unis dans mes remercîments comme je les confonds dans ma reconnaissance.

PREMIÈRE PARTIE

DU DÉCHAUSSEMENT ET DE L'ÉBRANLEMENT DES DENTS

PREMIÈRE PARTIE

DU DÉCHAUSSEMENT ET DE L'ÉBRANLEMENT
DES DENTS

Le déchaussement et l'ébranlement
des dents sont l'effet de l'inflammation
des gencives; et cette inflammation se
manifeste sous des formes diverses. Elle
est suppurative, ulcérative, avec ou sans
décollement, consiste quelquefois en
un simple engorgement, ou se présente
à un degré encore plus léger, l'agacement des gencives, qui est tantôt pas-
sager, et tantôt le prélude d'une affection durable et croissante, qui amènera

les plus grands désordres : c'est même
ce qui arrive le plus souvent.

Ces formes différentes d'une seule
et même maladie, l'inflammation des
gencives, font le sujet du premier
chapitre, où il est traité également des
tumeurs consécutives à l'inflammation
gingivale, et du tartre dentaire, qui est
évidemment une des causes de cette
inflammation, mais qui peut en être
aussi bien l'effet.

Le second chapitre traite séparément
de la fluxion, des abcès et des fistules,
dans leurs rapports avec l'inflammation
des gencives et avec le déchaussement
et l'ébranlement des dents.

Le troisième chapitre est consacré au
déchaussement et à l'ébranlement considéré en eux-mêmes, et a deux effets
très-caractérisés de l'ébranlement, sa-

voir l'allongement et la déviation des dents.

Les aphthes, le scorbut, la carie dentaire et les accidents résultant de l'usage des pièces artificielles fournissent la matière d'autant de chapitres.

Enfin, le dernier chapitre de cette première partie a pour sujet un inconvénient très-désagréable, très-pénible et très-préjudiciable des maladies des gencives : le mauvais goût de la bouche et la mauvaise odeur de l'haleine.

CHAPITRE PREMIER

DES FORMES DIVERSES DE L'INFLAMMATION DES GENCIVES QUI PRODUIT LE DÉCHAUSSEMENT ET L'ÉBRANLEMENT DES DENTS

CHAPITRE PREMIER

DES FORMES DIVERSES DE L'INFLAMMATION DES GENCIVES QUI PRODUIT LE DÉCHAUSSEMENT ET DE L'ÉBRANLEMENT DES DENTS

ARTICLE PREMIER

Agacement des gencives

Il faut distinguer l'agacement des gencives de l'agacement des dents, qui a
lieu, par exemple, quand on a mangé
du citron, et qui suppose que les dents
sont douées de sensibilité jusque dans
l'émail, bien qu'on n'ait jamais pu
suivre les filets nerveux au delà de la
pulpe dentaire. L'agacement des genci-

1.

ves peut paraître un symptôme insignifiant, et il est pourtant d'une véritable
importance comme premier indice
d'une lésion des gencives, qui pourra
devenir plus grave. On éprouve le besoin fréquent, surtout après les repas,
d'exercer un mouvement de succion,
avec les lèvres et la langue agissant de
concert, sur un ou plusieurs espaces
inter-dentaires, et d'y porter souvent le
cure-dents, parce que la sensation qu'on
ressent est pareille à celle que ferait
éprouver une parcelle alimentaire,
telle, par exemple, qu'un morceau de
viande. Il n'existe rien de pareil; c'est
la gencive qui est plus ou moins tuméfiée, et il n'est pas nécessaire qu'elle le
soit beaucoup pour produire l'impression d'un corps étranger. C'est de la
même manière que de petits vaisseaux
développés dans l'œil, ou ce que les

oculistes appellent des granulations, donnent l'idée d'un corps étranger, d'un grain de sable, par exemple, ce qui conduit le sujet à se frotter les paupières et à exercer divers mouvements propres à expulser ce grain de sable imaginaire. Comme de raison, plus on frotte et plus le vaisseau se développe, et plus se prononce la sensation pénible que l'on veut faire cesser. De même, plus on irrite, plus on déchiquette les gencives avec le cure-dents, plus on augmente l'agacement, c'est-à-dire l'inflammation dont il est le signe, et plus on hâte le déchaussement des dents. Ce n'est pas à dire qu'il faille craindre de faire saigner les gencives enflammées; mais tout autre chose est le saignement méthodique par les scarifications, et tout autre chose le saignement par le moyen du cure-dents incessamment porté sur les gencives. On raconte que le fameux amiral protestant Coligny avait des cure-dents sur tous les meubles de ses appartements; on en peut conclure qu'il avait les gencives irritées, enflammées; car ce besoin constant du cure-dents, hors le moment des repas, n'indique pas autre chose que l'inflammation des gencives entre les dents.

Voilà surtout le cas où l'usage de l'élixir a des effets certains et admirables. Ici l'on peut promettre la guérison. Mais jamais le malade chez lequel on a prévenu une grave lésion par un sage traitement n'a l'idée du service qu'on lui a rendu. Il faudrait qu'il pût voir un moment et sentir le mal qui tendait à se produire, au degré où ce mal serait parvenu sans traitement. Que quiconque a les gencives agacées, que quiconque a besoin du cure-dents à tout instant, comme s'il avait quelque chose entre les dents quand il n'y a rien que la gencive elle-même, que quiconque a les gencives facilement saignantes ou simplement engorgées, fasse usage de la poudre solidifiante et de l'élixir solidifiant; et le déchaussement, l'ébranlement qui auraient lieu infailliblement, seront prévenus. Mais à quoi bon donner un conseil qui ne sera même pas entendu? Car, pour la plupart, ceux qui n'ont autre chose que cet agacement des gencives ne se doutent pas de ce qui les attend, ne croient pas avoir besoin de traitement et ne cherchent pas à s'éclairer sur leur état. Ils ne se soignent pas, font usage, tout au plus, de vulgaires élixirs, qui sont généralement d'autant plus mauvais qu'ils sont plus agréables, et arrivent ainsi au degré du ramollissement, de l'ulcération, du décollement des gencives et de l'ébranlement des dents, qu'ils auraient évités avec plus de réflexion et de discernement.

ARTICLE DEUXIÈME

Engorgement simple des gencives.

Les gencives sont souvent engorgées, sans décollement, sans ulcération, sans ébranlement des dents ; en un mot, tout se réduit à l'engorgement, et c'est pourquoi je donne à cet état le nom d'engorgement *simple* des gencives.

Les gencives sont tuméfiées, c'est-à-dire gonflées, rouges, quelquefois d'un rouge violet, chaudes, et font éprouver une sensation de plénitude ; rarement elles sont douloureuses, mais elles sont agacées, ce qui, à la vérité, est un commencement de douleur, ou, comme on dit en médecine, de sensibilité morbide.

L'haleine est chaude, âpre, et prend facilement de l'odeur, surtout le matin; du moins les personnes ainsi affectées sont obligées aux précautions les plus minutieuses pour éviter cet inconvénient si préjudiciable sous tous les rapports.

Les causes de cette affection sont esssentiellement individuelles et difficiles à pénétrer. Tout ce que l'on peut dire, c'est que le froid aux pieds, l'habitude d'avoir la tête découverte à l'air, l'habitation au nord ou à l'est, dans des pièces que ne visite pas le soleil, la pleinitude de l'estomac, en d'autres termes, l'alimentation trop abondante, sont autant de circonstances favorables à son développement.

Cette affection n'a pas à beaucoup près la gravité de l'ulcération, du décollement, en un mot, des altérations gingivales qui entraînent la perte des dents. On voit des gens qui la portent indéfiniment sans inconvénients notables, c'est-à-dire sans mauvais résultat pour la denture. Elle est simple et reste simple. Il n'est pas moins vrai qu'elle est une gêne, un sujet d'ennui et souvent de préoccupation très-pénible pour ceux qui en sont atteints, à raison surtout de l'inconvénient qui en résulte ou peut en résulter pour l'haleine.

Aussi nous ne saurions trop conseiller dans ce cas l'usage journalier de la poudre et de l'elixir solidifiants, qui trouvent ici une de leurs indications les plus formelles. La guérison est à ce prix, et je pourrais en citer plus d'un exemple, surtout celui d'un jeune homme du meilleur monde, que l'idée de ce mal incommode éloignait du mariage, contre le vœu le plus cher de sa famille.

L'effet résolutif de l'élixir n'est pas douteux ; insensiblement les gencives se raffermissent, si elles étaient ramollies, et pâlissent, en même temps que l'épaississement inflammatoire se dissipe.

Jusqu'ici nous n'avons eu en vue que l'engorgement *simple* avec *fermeté* du tissu gingival. Il y en a une autre forme ou variété, c'est l'engorgement *mou*, avec saignement facile. Dans cette dernière forme, comme dans la première, l'élixir est efficace, même davantage, s'il est possible ; du moins l'effet est ordinairement plus prompt, ce qui peut paraître surprenant.

Inutile de dire que, outre l'usage de la poudre et de l'élixir solidifiants, il faut se prémunir contre le froid, surtout contre le froid humide, et porter constamment du coton dans les oreilles :

précaution d'une importance capitale. Je reviendrai sur ce point avec l'insistance nécessaire en traitant plus loin des causes des affections gingivales.

ARTICLE TROISIÈME

Engorgement des gencives avec ébranlement des dents.

Dans l'article précédent, il s'agit de l'engorgement *simple*; ici l'engorgement s'accompagne de l'ébranlement des dents, et par conséquent bien s'en faut qu'il soit simple.

L'engorgement peut affecter une seule gencive, c'est-à-dire la gencive correspondante à une seule dent, ou plusieurs gencives, tant à la mâchoire supérieure qu'à la mâchoire inférieure, ou même, et le cas n'est pas rare, toute l'étendue des gencives supérieures et inférieures. C'est parmi les gens du peuple, généralement si peu soigneux de leur bouche comme de toute leur personne, que l'on constate, non sans répugnance, les cas de ce genre les plus graves. J'ai vu, dans les commencements très-modestes de ma pratique, les dents presque disparues sous l'accumulation du tartre et sous le gonflement des gencives. A moins d'en avoir été témoin, on ne peut se faire une idée d'une telle incurie. Il semblerait que, dans les classes inférieures de la société (qu'il faut plaindre et non pas accuser), il y ait un affaiblissement des sensations, qui empêche pendant longtemps de sentir et de reconnaître le mal. Comme c'est dans ces classes, d'ailleurs, que la souffrance est la plus commune et la plus générale, cette espèce d'endurcissement ou d'indifférence au mal n'est pas tout à fait un inconvénient.

Même chez les personnes qui prennent les soins convenables, l'engorgement des gencives peut acquérir un développement très-considérable. C'est surtout dans les languettes inter-dentaires que cet engorgement s'élève aux plus grandes proportions.

Ce qui caractérise cette forme ou variété de l'engorgemeut, c'est l'ébranlement, la chute des dents; mais il ne faut pas oublier que les gencives peuvent être énormément engorgées sans que les dents soient ébranlées.

L'ébranlement des dents, dans ce cas, prouve que l'inflammation s'est propagée de la gencive au périoste alvéolo-dentaire ou tissu fibreux intermédiaire à l'alvéole et à la dent et leur servant dé moyen d'union. Cette transmission ou propagation de l'inflammation est si facile, à cause de l'extrême voisinage ou mieux de la continuité des deux tissus, que l'on est surpris qu'elle n'ait pas lieu constamment. Mais à cet égard il y a des exceptions très-curieuses ; ainsi une dent peut demeurer inébranlable au milieu de plusieurs autres très-vacillantes et prêtes à tomber. Ce sont les canines qui m'ont paru jouir le plus souvent de ce privilége. Je vois dans ce moment même un cas dans lequel elles sont seules demeurées solides à la mâchoire supérieure, dégarnie en partie, et en partie garnie de dents ébranlées au point qu'il serait absurde de songer à les consolider ; tout ce qu'on peut espérer, c'est de les maintenir dans l'état où elles se trouvent, et je défie que l'on y parvienne autrement que par l'élixir solidifiant. Chose remarquable, les dents inférieures sont solides, quoique les gencives ne soient pas exemptes d'un léger degré d'ulcération.

Si la poudre et l'élixir solidifiants sont indiqués contre l'engorgement *simple*, à plus forte raison est-il rigoureusement nécessaire d'y recourir contre l'engorge- ment avec ébranlement des dents. Ici, à cause de l'intensité du mal et du désordre irréparable qui peut en être la suite, il ne faut pas se borner au bain de bouche du matin et du soir ; il faut y revenir après chaque repas : l'abus n'est pas à craindre en pareille occur- rence, et, même de la part des malades les plus éclairés, c'est contre la négli- gence qu'on a lieu de se prémunir.

Quand il s'agit d'un spécifique, on n'est que trop porté à supposer que l'au- teur est intéressé à le prôner outre me- sure et en toute occasion, avec ou sans utilité. Au lieu de s'attacher à discerner

la vérité à ses vrais caractères, qui ne
trompent jamais et ne sauraient tromper, on doute, on hésite, et le mal fait
des progrès irremédiables.

ARTICLE QUATRIÈME

Décollement.

Il se produit, sous l'influence de l'inflammation, une lésion des gencives très-insidieuse. La gencive se détache de la dent, se *décolle*, et le sujet peut ne pas s'en apercevoir. Il voit bien que du pus fait issue entre la gencive et la dent, mais il ne se doute pas de l'étendue verticale du décollement, et il est très-étonné de la profondeur à laquelle on peut faire pénétrer un instrument explorateur, tel que la lame étroite et mousse d'un petit bistouri.

C'est pourquoi je dis que cette forme du déchaussement est insidieuse.

La dent est couverte de sa gencive, et

néanmoins elle est tout aussi déchaussée que si la gencive avait été détruite par l'ulcération, attendu que la gencive ne la soutient plus.

Cette forme est très-difficile à traiter. Il est rare que l'on puisse obtenir le recollement. Presque toujours on est obligé d'exciser une portion de la gencive et de refouler le reste, de sorte que l'on substitue un déchaussement apparent au déchaussement latent. Du moins on procure ainsi la suppression de la sécrétion purulente, ce qui n'est pas à dédaigner, et l'on parvient quelquefois à rendre de la solidité à la dent.

J'ai dit que l'on excise une partie de la gencive décollée et que l'on « refoule le reste. » Voilà comment il faut entendre ce dernier point. Au lieu d'emporter avec le bistouri ou avec les ciseaux tout ce qui est décollé, on en laisse une partie, dans l'espoir que cette partie se recollera, et, pour l'y aider, on la déprime légèrement, matin et soir, avec un pinceau trempé dans l'élixir pur.

Il va sans dire que l'on seconde l'effet du traitement par l'usage scrupuleux des bains de bouche avec l'élixir solidifiant convenablement étendu d'eau tiède.

J'ai vu plusieurs cas dans lesquels le décollement régnait dans toute l'étendue de la partie antérieure d'une gencive, de l'une à l'autre canine. Quand le sujet pressait le rebord alvéolaire avec le doigt posé transversalement, on voyait affleurer une ligne de pus à la marge de la gencive suivant l'étendue indiquée, et quand on tirait sur la lèvre de manière à la porter fortement en avant, la gencive se détachait en totalité et découvrait les dents correspondantes.

J'ai réussi deux fois à obtenir le recollcment approximatif de la gencive en suivant le conseil de M. le professeur Marchal de Calvi, qui prescrit d'inciser les gencives entre les dents, profondément, dans toute l'étendue du décollement. Les parties de gencive correspondantes aux dents et comprises entre deux incisions verticales se recroquevillent un peu, mais en même temps s'épaississent, se raffermissent et se recollent dans une certaine proportion. Pour assurer le succès dans des cas aussi difficiles, on devra, comme je l'ai fait moi-même, insister sur l'usage de l'élixir solidifiant.

ARTICLE CINQUIÈME

Ulcération.

Dans l'ulcération, les gencives sont comme rongées par un travail plus ou moins lent.

Il en existe deux variétés : l'ulcération simple, sans ébranlement, et l'ulcération avec ébranlement.

Il semble impossible que les gencives puissent être ulcérées et par conséquent les dents découvertes en proportion, sans que ces dernières perdent de leur solidité et s'ébranlent ; j'ai vu cependant plusieurs cas dans lesquels l'ulcération était assez avancée sans que les dents fussent aucunement vacillantes. Dans ces cas relativement heureux, l'usage de l'élixir, matin et soir, et même après les repas, avec le soin de bien débarrasser les espaces inter-dentaires des moindres parcelles alimentaires, amène nécessairement la guérison en un temps variable. Au moins, je n'ai pas vu d'exemple dans lequel le traitement ait échoué. Seulement, quand des gencives ont été affectées de la sorte, et même, généralement, dans toutes les affections gingivales, on a lieu de craindre les rechutes, particulièrement sous l'influence de l'air humide; et au moindre signe de retour de la lésion, il faut que, de son côté, le malade revienne à l'usage de l'élixir.

Le cas le plus ordinaire est que le travail ulcéreux, graduel, très-lent, mais irrésistible tant qu'on ne lui oppose pas le spécifique, amène l'ébranlement et la chute des dents. On est quelquefois

étonné de voir des dents, particulièrement les incisives inférieures, tenir encore, quoiqu'elles ne soient plus adhé-
rentes que par l'extrême bout de leur
racine. En cas pareil, très-évidemment,
l'affection de la gencive a déterminé
l'usure, résorption ou atrophie de l'alvéole, c'est-à-dire des parois osseuses
de la cavité alvéolaire. D'après ce que
j'ai observé, cette atrophie est toujours
consécutive à l'affection gingivale. Assurément il n'est pas impossible que
l'atrophie attaque primitivement les
parois alvéolaires, comme elle peut
attaquer d'autres organes, mais je ne
l'ai jamais vu. Si le phénomène se produit, ce doit être surtout chez les
vieillards, attendu que dans la vieillesse
il survient généralement une résorption naturelle des éléments compactes
ou calcaires des os, ce qui fait que les

fractures sont beaucoup plus faciles dans le grand âge que dans l'âge adulte, qui est celui de la résistance.

Lorsque la racine est découverte dans une grande étendue et que la dent ou les dents sont très-vacillantes, il est impossible de promettre une guérison complète ; mais, même dans ces mauvaises conditions, l'emploi de l'élixir peut maintenir le *statu quo*, et ce n'est pas un résultat à dédaigner, plus encore au point de vue de la forme que des fonctions, du moins de la mastication ; car, pour l'articulation des mots, il n'est pas indifférent que les dents incisives, même ébranlées, soient conservées. Je pourrais citer un personnage, remplissant un emploi qui le met en rapport avec beaucoup de monde et parlant souvent en public, qui, grâce à l'usage de l'élixir, sous forme de gargarisme ou plutôt de bains de bouche, et parfois appliqué pur au moyen d'un pinceau, conserve, depuis plusieurs années, ses dents incisives inférieures, très-découvertes par l'ulcération progressive, et très-ébranlées.

ARTICLE SIXIÈME

Tumeurs.

Les tumeurs des gencives ont été dé-
crites et confondues sous le nom géné-
rique d'*épulide*, d'*épulie* ou d'*épulis*, du
grec *epi*, sur, et *oulon*, gencive.

Les tumeurs ainsi rassemblées sous
un titre commun sont cependant très-
diverses; il en est de bénignes, dont on
vient à bout facilement et sans retour,
et il en est de graves au premier chef,
car on a été jusqu'à comprendre des tumeurs fibreuses du périoste ou même
des tumeurs cancéreuses sous la déno-
mination d'épulis.

Il ne doit pas être question ici de
ces tumeurs, qui réclament les soins

d'un chirurgien habile et expérimenté.

Je ne ferai également que mentionner les tumeurs érectiles, qui sont fermes, élastiques, d'un rouge assez vif, dans lesquelles on sent des pulsations, et qui donnent en abondance un sang vermeil, si l'on a le malheur de les inciser. Il y faut ou la ligature, ou l'écrasement linéaire, ou l'excision avec le bistouri, et par-dessus tout la cautérisation profonde, au moyen du fer rouge, de la partie sur laquelle la tumeur était située.

Les seules tumeurs gingivales qui concernent le dentiste sont celles qui surviennent par suite de la carie ou de la nécrose (mortification) d'une racine de dent. Elles sont molles, fongueuses, peu douloureuses ou même indolentes, saignent facilement, et fournissent le plus souvent un suintement purulent et fétide.

On les voit rarement parmi les gens de
la société, qui ont soin de leur bouche ;
mais on en trouve encore des cas parmi
les individus qui, faute d'éducation ét
par ignorance de ce qu'ils se doivent à
eux-mêmes, ne prennent aucun soin de
leurs dents. C'est chez ces mêmes individus que l'on voit ces grands dépôts de
tartre dont il va être question dans l'article suivant.

L'extraction de la dent ou de la
racine altérée est la première et indispensable mesure à prendre, ou, comme
on dit en médecine, la première indication ; seulement il n'est pas toujours
facile, ni même possible, de remplir
cette indication, attendu que la racine
malade peut être inaccessible, à moins
d'une opération très-douloureuse, à laquelle peu de gens sont disposés à se
prêter.

Tel était le cas d'un consultant de la province, qui avait la bouche en très-mauvais état, quoiqu'il appartînt à la classe aisée et qu'il eût le moyen de se soigner convenablement. La canine gauche, cariée, était tombée par mor-ceaux et il n'en restait que la racine, très-profondément altérée et comme ensevelie sous la gencive, enflammée, fongueuse, saignante, et présentant deux ou trois végétations, dont une avait le volume d'un petit pois. J'essayai d'introduire l'instrument pour tâcher d'extraire la racine ; mais la douleur fut telle que le patient repoussa brusquement ma main, au risque de se blesser, et se refusa à toute nouvelle tentative du même genre. Je me bornai alors à exciser les végétations avec des ciseaux, et je conseillai l'usage des bains de bouche avec l'élixir solidifiant, autant de fois qu'il

serait possible de le faire dans la journée, ce qui fut exécuté. Plus tard, ce
client arriva de lui-même à se toucher
la gencive avec de l'élixir presque pur
ou même pur ; et, finalement il guérit
d'une manière complète, en ce sens qu'il
ne se produisit plus de végétations, que
la gencive se raffermit, et que la racine
dentaire, devenue pour ainsi dire inof-
fensive, cessa de donner lieu à des accidents. Voilà donc un succès très-remar-
quable et très-particulier de l'usage de
l'élixir solidifiant.

ARTICLE SEPTIÈME

Tartre dentaire.

Existe-t-il donc un remède contre le tartre dentaire? Sans aucun doute. Mais d'abord qu'est-ce que le tartre dentaire? C'est l'accumulation de tous les produits solides des sécrétions buccales, salive et mucus, sécrétions qui varient selon l'état de l'estomac et de la bouche, et auxquelles il semble même que la bile puisse se mêler, si l'on en juge par la couleur jaune de la langue dans certains cas. Un médecin micrographe, M. Mandl, a reconnu que, le matin, la bouche renferme normalement les débris d'une foule d'animalcules microscopiques, et

il est à croire que ces débris se retrou-
vent en partie dans le tartre.

Ainsi formé, ce produit se dépose
sur les dents à partir de la marge des
gencives. S'il est enlevé chaque jour,
naturellement rien ne paraît; mais si
l'on reste plusieurs jours sans se brosser
les dents, ou si la brosse dont on se sert
est trop douce, ou encore si l'on se sert
d'eau pure sans poudre, les couches de
tartre se superposent et peuvent acquérir, particulièrement sur la face interne
des dents, une épaisseur considérable.
Il est des cas, chez des gens peu soigneux, dans lesquels la couche de tartre
est aussi épaisse que la dent; parfois on
en enlève des morceaux si volumineux
qu'au premier abord on se demande si
l'on n'a pas enlevé un morceau de dent.

Jusqu'à présent l'on n'a guère considéré
le tartre que par rapport à ses effets fâ-

cheux sur les gencives. Peu de dentistes ont compris qu'à leur tour les gencives peuvent influer sur la production du tartre.

Les liquides normaux de la bouche, salive et mucus, contiennent plus ou moins de matériaux solides, selon les individus, dans l'état le plus normal de la cavité buccale, notamment des gencives; certaines personnes en sont quittes pour un coup de brosse tous les matins; d'autres, au contraire, ne se garantissent de l'accumulation du tartre que par des frottements énergiques avec la brosse chargée d'une poudre appropriée; encore souvent, il faut recourir au grattage pour faire disparaître le produit dont il s'agit; tout cela, je le répète, sans qu'il existe d'affection des parties molles de la bouche.

Mais il faut reconnaître que l'inflammation des gencives influe notablement sur les proportions du tartre et sur la facilité avec laquelle il s'accumule autour des dents. Quiconque a un peu observé s'est assuré du fait. L'inflammation des gencives, celle de la bouche en général, par l'échauffement auquel elle donne lieu, précipite plus abondamment les solides contenus dans les liquides buccaux, ou peut-être en augmente la proportion dans ces liquides. Il faut alors beaucoup plus de soins et de peine pour empêcher le dépôt de ces solides, c'est-à-dire du tartre; et l'on s'en aperçoit surtout quand, l'inflammation ayant disparu, il devient facile de maintenir la propreté des dents à l'aide des simples soins ordinaires.

Si l'inflammation des gencives influe sur la production du tartre et sur son dépôt à la surface des dents, il va de soi que les moyens propres à combattre cette inflammation soient également, quoique indirectement, propres à combattre l'accumulation du tartre. Voilà pourquoi je disais, en commençant cet article, qu'il existe un remède contre le tartre (du moins contre celui dont la production surabondante est due à une affection des gencives). Ai-je besoin d'ajouter, après tout ce que j'ai déjà dit, que ce moyen n'est autre que l'élixir?

Un de mes clients, très-soigneux en toute chose, ayant eu et ayant encore de magnifiques dents, mais ayant perdu les grosses molaires, sauf une, à la mâchoire supérieure, et menacé d'en perdre plusieurs autres tant en haut qu'en bas, par suite d'une disposition persistante à l'inflammation des gencives, ne parvient à se préserver de ce malheur que par l'usage continu ou souvent repris de l'élixir; or, il a observé que, primitivement, il avait beaucoup de tartre, particulièrement sur la face interne des incisives inférieures, d'où il l'extrayait lui-même, tous les mois ou même plus souvent, avec précaution, au moyen d'un canif, et que, depuis qu'il fait usage de l'élixir, c'est-à-dire depuis que ses gencives ne sont plus enflammées ou ne le sont plus que passagèrement, cet inconvénient a complétement disparu.

CHAPITRE II

DE LA FLUXION, DES ABCÈS
ET DES FISTULES, DANS LEURS RAPPORTS AVEC
L'INFLAMMATION DES GENCIVES ET AVEC
LE DÉCHAUSSEMENT ET L'ÉBRANLEMENT DES DENTS

CHAPITRE II

DE LA FLUXION, DES ABCÈS
ET DES FISTULES, DANS LEURS RAPPORTS AVEC
L'INFLAMMATION DES GENCIVES ET AVEC
LE DÉCHAUSSEMENT ET L'ÉBRANLEMENT DES DENTS

ARTICLE PREMIER

Fluxion.

La fluxion est l'inflammation du tissu cellulaire qui double la muqueuse, soit aux gencives, soit dans la rainure formée, d'un côté, par l'os maxillaire, supérieur ou inférieur, et de l'autre, par les joues; rainure où le doigt est arrêté, et qui se continue en avant avec celle qui sépare les lèvres également des os maxillaires.

La fluxion est, à proprement parler, ce qu'on appelle, en chirurgie, un phlegmon, c'est-à-dire le type de l'inflammation.

Comme le phlegmon, la fluxion dentaire tend à la suppuration, et il est très-difficile d'éviter cette terminaison.

Toute fluxion dépend d'une dent, ou cariée, ou dénudée par suite de l'altération d'une gencive. L'illustre médecin Chomel disait qu'il n'y avait pas de fluxion dentaire sans maladie d'une dent (il fallait ajouter ou d'une gencive). Quiconque a une dent gâtée ou dénudée, c'est-à-dire déchaussée, doit craindre les fluxions.

Quand une fluxion se produit au voisinage d'une dent, et que très-positivement cette dent n'est point cariée, ce

qui est quelquefois difficile à reconnaître, regardez à la gencive, et vous
la trouverez ulcérée ou décollée; en
d'autres termes, vous constaterez un
certain degré de déchaussement, et par
conséquent, de dénudation de la dent.

Il m'a toujours semblé que la fluxion
d'origine gingivale (car je ne parle
pas ici de la fluxion consécutive à la
carie dentaire) se produisait parce que
l'air avait glissé sous la gencive décollée,
de manière à irriter le tissu cellulaire
sous-gingival, déjà prédisposé par le fait
même de l'affection des gencives; mais je
suis loin d'affirmer qu'il en soit toujours
ainsi.

Chez un de mes clients, orné des plus
belles dents, mais dans la famille duquel
règne le déchaussement avec ébranlement par suite de maladie des gencives,
une fluxion fut la première révélation

de cette affection; et son étonnement fut au comble de se voir pris d'une fluxion, lui dont les dents étaient un sujet d'admiration. Il ne se rappela qu'ensuite et trop tard que sa mère et un de ses frères, de beaucoup son aîné, avaient été éprouvés de la même manière. Sa confiance était telle, dans les premiers temps, qu'elle ne fut pas troublée, même par ce souvenir. Mais il ne tarda pas à s'apercevoir que la dent au-dessus de laquelle s'était faite la fluxion était ébranlée; elle s'ébranla de plus en plus, par moments *s'allongeait* par suite de l'inflammation consécutive du périoste alvéolo-dentaire, et, rencontrant la dent correspondante, ce qui donnait lieu à une douleur vive, empêchait ou du moins limitait la mastication; en outre, le froid et le chaud pendant les repas occasionnaient des

souffrances aiguës, qui s'étendaient parfois jusque dans la tempe avec la soudaineté de l'éclair; l'impression était si
violente qu'il était impossible au sujet
de la cacher ; j'ai oublié de dire que la
dent affectée était la première grosse
molaire droite. Il fallut prendre un
parti, et mon client, qui ne l'était pas
encore, et qui ne connaissait pas l'élixir,
alors à peine connu d'ailleurs, alla consulter un des dentistes les plus accré-
dités de Paris, qui lui dit que l'on
n'avait pas de remède contre cette affection, et qu'il fallait extirper la dent. Le
client qui, avec un pli de son mouchoir
prenait vingt fois par jour l'empreinte
de son mal sous la forme d'une languette évidemment purulente, ce qui le
contrariait à l'excès, dans la pensée où
il était justement qu'il devait avaler du
pus avec sa salive et ses aliments, et

s'étant aperçu, d'autre part, que son haleine, malgré tous les soins possibles, prenait parfois de l'odeur, suivit le conseil qui lui était donné, et la dent fut arrachée. Mais voilà que bientôt la même dent du côté opposé s'ébranla sans fluxion, puis d'autres grosses molaires, tant d'un côté que de l'autre, toujours à la mâchoire supérieure, éprouvèrent le même sort, et finalement il ne lui resta à cette mâchoire qu'une seule grosse molaire, la dernière à gauche.

J'ai été entraîné à plus de détails sur cette observation que le présent article n'en comporte ; ce que je voulais faire ressortir c'est la formation d'une fluxion comme premier effet et premier indice d'une affection des gencives. D'autres fluxions se produisirent aux autres dents ; mais ces dents étaient déjà ébranlées par le fait de l'inflammation gingivale, déclarée et confirmée.

Le meilleur moyen de prévenir les fluxions, pour ceux qui ont des dents déchaussés ou cariées, c'est d'éviter avec soin les courants d'air et toute espèce de refroidissement, et de porter invariablement du coton au fond du conduit auditif. Ils doivent surtout redouter les vents d'est et de nord, et l'état froid et humide de l'atmosphère.

J'ai vu des personnes qui m'ont affirmé avoir arrêté le développement d'une fluxion, *tout au commencement,* par une pression forte et longtemps continuée au moyen du doigt, porté directement sur le point sensible de la mâchoire, pression très-douloureuse, mais qu'elles avaient le courage de supporter. Une incision profonde faite sur ce point aurait un effet plus sûr, mais généralement le malade et le médecin reculent devant ce moyen.

Une bonne méthode consiste à recouvrir la joue, au delà même du gonflement, d'une couche d'enduit au collodion; elle est moins certaine, toutefois dans ses effets que si l'inflammation avait son siége dans le tissu qui double la peau; mais ce n'est pas une ressource à dédaigner et qui vaut mille fois mieux que le cataplasme.

Mais avant tout et par-dessus tout, puisque la fluxion n'est jamais que consécutive à la carie ou au déchaussement, c'est la carie, c'est le déchaussement qu'il faut combattre, et quant à ce dernier, il n'est pas douteux que l'usage de l'élixir solidifiant n'ait la plus grande efficacité contre lui.

Article deuxième

Abcès.

L'abcès est la conséquence, la fin de la fluxion. C'est l'inflammation qui *aboutit*, suivant l'expression consacrée. Dès que le pus est formé, la douleur si souvent intense, insupportable, portée au point d'empêcher le sommeil, cesse, ainsi que le battement. C'est le moment du plus grand développement de la tumeur. Les malades qui ont déjà eu des fluxions savent bien que ce moment est enfin celui du calme et du bien-être, après tant de souffrances qu'expliquent la distension inflammatoire et l'écartement de tissus dont quelques-uns sont très-denses, par le sang et par le pus.

On est étonné de l'extrême fétidité qu'exhale souvent le pus des abcès des gencives, et qui s'explique par l'action de l'air sur le foyer inflammatoire. Du reste, en dehors même de toute influence inflammatoire, une parcelle de viande qui séjourne pendant quelques heures entre deux dents, au contact de la gencive, contracte une mauvaise odeur.

C'est un fait déplorable, mais certain, que la bouche, qui est le siége et l'organe de fonctions et manifestations si importantes et si variées, et le grand moyen de communication entre les hommes, ait une si grande tendance à la fétidité. Comment en être surpris quand on sait, par l'observation du docteur Mandl dont il a déjà été question, que la bouche la plus saine, la plus fraîche, est le réceptacle d'un tas de débris d'animalcules microscopiques, le matin, après le sommeil?

L'abcès s'ouvre spontanément ou on l'ouvre avec l'instrument tranchant : une lancette suffit. Mais pour l'ouvrir il faut d'abord le reconnaitre, ce qui est facile moyennant quelque habitude. On sent avec la pulpe du doigt un point ramolli et *fluctuant*, c'est-à-dire donnant l'impression d'un liquide que le doigt déprime. Cette impression est d'abord obscure, nécessairement, et seulement reconnaissable à un toucher exercé, mais à la fin elle est de toute évidence pour le malade lui-même. Quelquefois cependant l'engorgement fluxionnaire est considérable et l'abcès très-petit; alors naturellement il est plus difficile de distinguer le foyer purulent.

L'abcès s'ouvre parfois durant le sommeil, et le malade est réveillé par

un goût infect et par une affreuse âcreté
à la gorge occasionnés par la présence
du pus, qu'il se hâte d'expulser; ou
bien il l'avale sans s'en apercevoir et
sans se réveiller. J'ai vu un cas de ce
genre dans lequel la malade (c'était une
jeune femme) eut une garde-robe liquide
d'une extrême fétidité, avec coliques
courtes mais violentes, par suite de
l'irritation que le pus avait déterminée
dans la membrane interne de l'estomac
et des intestins.

Lorsque l'abcès a été ouvert, artificiel-
lement ou naturellement, les parois du
foyer se rapprochent promptement, du
moins en général, et la cavité purulente disparaît; elle se ferme. Nous
verrons tout à l'heure que, par exception,
il peut en subsister quelque chose.

Pour aider au rapprochement des
parois du foyer, on prescrit des garga-

rismes détersifs ; mais le meilleur gargarisme, j'en ai fait l'expérience, consiste
dans une gorgée d'eau tiède aiguisée de
quelques gouttes d'élixir solidifiant, qui,
outre son effet détersif, a la propriété de
débarrasser la bouche du mauvais goût
et de l'odeur que le pus y occasionne.

Il existe un abcès très-particulier, et
par son siége, et par ses caractères, et
par sa gravité : c'est le petit abcès ou
kyste purulent qui se forme souvent à
l'extrémité de la racine dentaire, dans
l'inflammation des gencives avec ulcération et décollement.

Il se développe dans le tissu très-fin
qui unit les vaisseaux et nerfs de la
dent.

Évidemment, on ne peut le reconnaître
directement tant que la dent est en place ;
mais on le distingue généralement à la
douleur soudaine et intense qui se fait

sentir quand la dent presse sur le fond de l'alvéole, soit dans la mastication, soit parce qu'on la pousse avec le doigt pour s'assurer de l'état des choses.

Il n'est guère possible d'agir directement sur cet abcès ; du moins il faudrait pour cela perforer l'os de la mâchoire, et je ne crois pas qu'on l'ait jamais tenté.

Il faut extraire la dent. Quand elle est extraite, on aperçoit, à l'extrémité de la racine, un petit abcès fermé, c'est-à-dire un petit kyste ou sac contènant du pus. On comprend bien alors comment, dans l'action de mâcher et toutes les fois que la dent était poussée perpendiculairement, il devait naître une douleur vive et soudaine, l'abcès se trouvant pressé tout à coup entre la racine dentaire et le fond de l'alvéole.

On pourrait espérer d'ouvrir l'abcès

par rupture en poussant fortement et
brusquement la dent contre le fond de
la cavité alvéolaire ; mais il en résulterait une douleur horrible, et il pourrait
s'ensuivre une inflammation violente ;
d'ailleurs l'abcès contre lequel on aurait
agi de la sorte, étant un effet de l'inflammation propagée de la gencive, se
reproduirait infailliblement. C'est donc,
en résumé, contre l'inflammation de la
gencive qu'il faut diriger les moyens
appropriés, et le plus sûr de ces moyens,
je le déclare, c'est encore et toujours l'é-
lixir solidifiant.

ARTICLE TROISIÈME

Fistules.

Ordinairement, comme je l'ai dit, les parois de l'abcès se rapprochent, et la cavité qui a contenu le pus disparaît par l'adhésion réciproque de ces parois : il ne reste plus trace du foyer. Mais il peut arriver, et il arrive même assez souvent, que l'occlusion du foyer ne soit pas complète, et qu'il subsiste un pertuis, une ouverture, qui continue à fournir du pus : c'est ce qu'on appelle un *pertuis fistuleux*, une *ouverture fistuleuse.* Pour qu'il y ait fistule proprement dite, il faut que le pus parcoure un certain trajet, en d'autres termes qu'il y ait un canal d'une certaine longueur : c'est ce que nous verrons plus loin.

La persistance d'une ouverture fistuleuse supposè la persistance de la cause qui a donné lieu à la fluxion et à l'abcès : carie dentaire ou inflammation de la gencive. La cause se maintenant, il est bien facile de comprendre que l'effet se maintienne aussi dans une certaine mesure.

Chez une personne qui vient de me consulter, il existe un pertuis assez apparent, qui donne constamment du pus et du sang, et qui est entretenu par la présence de la racine d'une deuxième incisive entièrement cariée. Il faudrait, pour tarir la fistule, extirper la racine altérée, mais cette extraction serait laborieuse et douloureuse, et le sujet recule devant cette épreuve.

L'abcès qui donne lieu à la fistule, où

mieux, à l'ouverture fistuleuse, est quelquefois très-petit et passe alors, le plus
souvent, inaperçu; il est aussi très-lent
à se former, du moins généralement.
C'est une élevure arrondie comme une
lentille, d'abord dure, qui se ramollit,
s'ulcère et fournit du pus par une ouverture située à son centre, laquelle se
ferme de temps à autre; et alors, généralement, il y a gêne, sensibilité, ou même
douleur.

Le traitement de la fistule est celui de
la cause qui lui a donné naissance. Si
cette cause est une carie dentaire, il faut
enlever la dent ou la racine cariée; si
c'est une maladie des gencives, il faut lui
opposer l'usage suffisamment prolongé
de l'élixir solidifiant.

Lorsque la fistule est entretenue par
une dent ou racine cariée et que l'on
peut pratiquer l'extirpation de cette dent

ou racine, tout aussitôt la fistule se ferme ; il n'y a pas d'effet plus prompt.

Lorsque la fistule est entretenue par
une affection gingivale, le traitement n'a
plus et ne peut avoir l'instantanéité d'une
opération mécanique.

Un moyen qui m'a réussi quelquefois
consiste à faire pénétrer dans le pertuis
fistuleux le bout d'une allumette convenablement effilé et entouré d'ouate de
coton, trempée dans l'élixir solidifiant
pur. On pousse cette espèce de pinceau
jusqu'à ce qu'il soit arrêté, avec précaution, pour ne pas violenter les parties et
provoquer une douleur inutile. On re-
commence tous les matins, sans préjudice, bien entendu, des bains de bouche
avec l'eau tiède aiguisée d'élixir.

On peut parvenir de cette manière à
modifier la dent malade ou la gencive
altérée qui occasionne et entretient la

fistule, et à faire cesser la cause en même temps que l'effet.

Mais ce n'est pas un résultat sur lequel on puisse toujours compter, et toutes les fois que l'on peut mettre la main sur la cause et la supprimer radicalement, c'est-à-dire toutes les fois qu'il s'agit d'une dent ou d'une racine cariée, il faut procéder par l'avulsion et s'efforcer d'amener le sujet à prendre son parti, dût-on s'aider du chloroforme, en se conformant aux règles établies par la chirurgie, surtout en évitant d'employer le grand anesthésique, le sujet étant assis.

La fistule dentaire la plus sérieuse et la plus désagréable est celle qui vient s'ouvrir sur un point du visage. J'en ai vu plusieurs exemples. Une artiste aussi remarquable par son talent que par sa beauté, en a été affectée, et l'on a été très-longtemps à reconnaître que l'affection dépendait d'une dent cariée. On avait employé tous les moyens possibles pour obtenir la cicatrisation de la petite ouverture fistuleuse, qui était située vers le milieu de la joue. Rien n'avait réussi, même momentanément, et rien ne pouvait réussir, attendu qu'on ne peut rien contre l'effet quand la cause persiste. On s'avisa enfin que la fistule pouvait dépendre d'une dent, et l'on reconnut par la percussion avec un corps dur que la seconde petite molaire avait une sensibilité exagérée. Il fallut décider la jeune artiste à faire le sacrifice de cette dent, qui paraissait saine, et qui était admirable dans toute la partie qu'on en pouvait voir, comme d'ailleurs le reste de la denture, une des plus jolies que l'on puisse rencontrer. La racine seule était altérée, et il n'y avait jamais eu de douleur, de crise dentaire, à proprement parler.

Dès le lendemain de l'extraction, le pertuis fistuleux ne donnait plus de pus; le surlendemain il était fermé; à peine en aperçoit-on la trace aujourd'hui, et, pour le peu qu'on en voit, en y regardant de près, on dirait la légère cicatrice d'un grain de petite vérole volante.

Je n'ai eu connaissance de ce cas qu'après coup, et je ne comprends pas que des hommes de l'art consommés comme ceux qui furent consultés n'aient pas reconnu plus tôt la nature de cette petite et très-fastidieuse et très-ennuyante affection; car on se fait facilement une idée de la peine et de l'obsession que peut causer l'existence d'une ouverture suppurante au visage, toujours répugnante, quelque soin que l'on puisse prendre, et qui nécessite le renouvellement fréquent du taffetas dont on se sert pour la dissimuler.

Je dis que je ne puis pas comprendre que l'on ait été si longtemps à reconnaître qu'il s'agissait d'une fistule parce qu'il existe un signe tout à fait caractéristique de cette variété majeure de fistule dentaire.

Ce signe consiste dans la présence d'une sorte de cordon dur s'étendant de la dent malade à la partie où s'ouvre la fistule. Ce cordon n'est autre que le trajet fistuleux ; c'est le conduit parcouru par le pus, doublé intérieurement par les tissus irrités, enflammés et épaissis ; on le sent tout de suite avec le doigt ; c'est comme une bride plus ou moins résistante. En suivant cette bride ou cordon, on arrive, d'une part, jusqu'auprès de l'orifice externe de la fistule, dont le siége varie, et, de l'autre, jusqu'à la dent dont l'altération est le point de départ de l'affection ; et l'on comprend combien cette dernière circonstance est importante en ce qu'elle désigne exactement la dent à extraire. Il n'en faut pas moins, avant d'opérer, examiner cette dent avec attention, tant au point de vue des taches ou ulcérations qu'elle peut présenter qu'au point de vue de la sensibilité exagérée dont elle peut être douée, sans autres altérations apparentes.

M. le professeur Marchal de Calvi, à qui nous devons presque tout ce que nous savons sur les maladies des gencives, et auquel je m'empresse de témoigner ici ma reconnaissance pour les renseignements et notes qu'il a bien voulu me fournir, m'adressa, il y a trois ans, un jeune homme fort distingué, attaché à une grande administration publique, chez lequel il avait reconnu une fistule dentaire, procédant de la carie d'une molaire, qu'il me chargea d'extraire. La fistule s'ouvrait sur les côtés du nez et donnait assez de pus pour qu'on fût obligé de renouveler plusieurs fois par jour le taffetas d'Angleterre. Le cordon dur, dont il est question plus haut, était très-marqué ; on pouvait le pincer. M. Marchal (de Calvi) avait eu l'idée de le couper par le milieu et d'y faire une perte de substance de manière à établir une fistule interne, qui eût amené la cicatrisation de l'ouverture fistuleuse externe ; mais la crainte de voir cette fistule interne se fermer malgré ce qu'on aurait pu faire pour la maintenir lui fit préférer l'extraction de la dent, le malade ne faisant d'ailleurs aucune difficulté de s'y soumettre. La dent extraite, le pertuis fistuleux se ferma, et la cicatrice n'est apparente que pour ceux qui savent que le mal a existé ; le cordon dur qui marquait le trajet de la fistule a aussi presque complétement disparu, comme j'ai pu m'en assurer, le sujet ayant continué à se présenter à mon cabinet pour les soins ordinaires de la bouche.

CHAPITRE III

DU DÉCHAUSSEMENT, DE L'ÉBRANLEMENT DE L'ALLONGEMENT ET DE LA DÉVIATION DES DENTS

CHAPITRE III

DU DÉCHAUSSEMENT, DE L'ÉBRANLEMENT, DE L'ALLONGEMENT ET DE LA DÉVIATION DES DENTS

ARTICLE PREMIER

Du Déchaussement.

En traitant de l'engorgement, de l'ulcération, du décollement, nous traitions implicitement du déchaussement et de l'ébranlement. En effet, que la gencive soit engorgée, c'est-à-dire enflammée, ses liens avec la dent seront détruits, et l'ébranlement s'ensuivra. Il existe toutefois une variété d'engorgement avec conservation de la solidité de la dent. De même, que la gencive soit décollée, ulcérée, il est clair que la dent sera moins soutenue, et que l'ébranlement en sera l'effet; non pas cependant l'effet nécessaire et inévitable; car on voit des cas exceptionnels dans lesquels le décollement, l'ulcération de la gencive se concilient avec la solidité de la dent. J'en ai un exemple chez un de mes clients, homme d'une cinquantaine d'années, qui a de magnifiques dents, blanches et fortes, et dont les deux incisives supérieures sont déchaussées dans l'étendue de deux à trois millimètres, avec décollement et suppuration peu abondante, sans que les deux dents aient rien perdu de leur solidité.

Le déchaussement, l'ébranlement, sont des effets; la maladie, c'est l'ulcération, l'engorgement, ou plutôt l'inflam-

mation qui produit l'ulcération et l'engorgement. Au-dessus de toutes ces
lésions, de toutes ces variétés, il y a un
fait unique, mais un très-grand fait, qui
varie à l'infini dans ses degrés et dans
ses formes : l'inflammation. Retirez l'inflammation, et vous n'aurez plus de
maladies des gencives, de celles du moins
que soignent les dentistes; car, encore
une fois, il n'est pas question et il ne
peut-être question ici des tumeurs érectiles, des tumeurs fibreuses du périoste
et des tumeurs cancéreuses.

Il existe deux grandes variétés du
déchaussement : la variété apparente et
la variété cachée ou insidieuse, au sujet
de laquelle je me suis déjà expliqué.

Que la gencive se retire, comme on
dit vulgairement, qu'elle se détruise par
ulcération lente, et la racine de la dent
sera découverte en proportion : le dé-

chaussement est apparent ; les dents s'al-
longent ou plutôt paraissent allongées :
c'est la première variété.

Dans la seconde variété, la gencive
n'est pas détruite ; elle recouvre encore
la dent sans en laisser aucune partie à
nu, mais elle est décollée ; du pus se
produit entre les deux, et le sujet en
avale toujours plus ou moins avec sa
salive et surtout avec ses aliments, quelques précautions qu'il prenne, parce que
la sécrétion de cette humeur est constante. La dent est aussi déchaussée que
si la gencive n'existait plus ; elle n'est
plus soutenue, et le résultat est le même
dans les deux cas.

Il peut arriver et il arrive souvent que
la dent ne soit déchaussée que d'un côté ;
il est même assez rare qu'elle le soit également dans tout son pourtour. J'ai vu
des dents déchaussées d'un côté jusqu'à

la pointe de la racine. Il en était ainsi chez un de mes clients, docteur en médecine, qui faisait basculer le bout de la racine dans la bouche, de manière à le sentir avec la langue. C'était la première petite molaire gauche qui était ainsi déchaussée. L'extraction n'en fut que plus facile, et même tout à fait exempte de douleur.

Rien de plus facile à reconnaître que la première variété ou décollement apparent, c'est-à-dire avec perte de substance de la gencive : il n'y a qu'à regarder. Il peut être méconnu toutefois s'il affecte les dents postérieures, une grosse molaire, par exemple ; mais encore il faut que le sujet soit bien inattentif, car il lui est facile de sentir avec sa langue que sa dent est plus découverte que les autres, plus longue, comme on dit.

La seconde variété est plus difficile à

reconnaître comme déchaussement. Je m'explique : on voit bien, et le malade voit lui-même que la gencive est décollée, mais il ne se rend pas compte que c'est comme si la dent était déchaussée ; et c'est pourtant la pire espèce de déchaussement, car on arrête bien plus facilement l'ulcération qu'on ne parvient à obtenir le recollement. Il est nécessaire de s'assurer dès l'abord de la profondeur du décollement au moyen d'un instrument approprié, tel que la lame d'un petit bistouri, et il faut le faire au vu et au su du malade, soit en pratiquant cette exploration devant une glace, soit en lui montrant la lame sur laquelle la trace encore humide du pus marque l'étendue verticale du décollement. De cette manière chacun sait à quoi s'en tenir, et l'homme de l'art n'a pas à craindre d'injustes récriminations.

Le déchaussement est le fléau des dents et des gencives; il était tel, du moins, avant la découverte de l'élixir solidifiant, qui est, très-positivement, un moyen sûr de le prévenir et un moyen efficace, le seul efficace connu, de le combattre.

Malheureusement, qui songe à prévenir les maladies? Pour le déchaussement, pour ce que M. Marchal de Calvi appelle la *gingivite expulsive*, ce serait pourtant chose possible et même facile, puisque ces affections sont le plus souvent héréditaires et que, par conséquent, on est averti.

Je connais une famille de trois générations, dans laquelle les dents tombent de bonne heure par suite d'altération des gencives; le grand-père a un dentier, le fils et la fille sont dans le cas d'en avoir un, et l'on ne prend pas garde aux dents du petit-fils, jeune collégien de treize à quatorze ans, qui a déjà les gencives rouges et gonflées par places. Telle est l'incurie humaine, regrettable quand il s'agit d'individus ayant l'âge de raison, mais véritablement blâmable à l'égard des enfants, qui sont ignorants de ce qui les attend et incapables d'y pourvoir par eux-mêmes.

Non-seulement on ne fait rien pour prévenir la maladie, mais encore on attend souvent, si ce n'est le plus souvent, qu'elle soit très-avancée pour consulter. Et l'on s'étonne de ne pas guérir; et l'on accuse les moyens les plus éprouvés, si même on ne met pas en doute la sincérité de ceux qui les ont découverts et expérimentés mille fois. Que peut-on attendre et exiger cependant d'un moyen quelconque lorsque le désordre est porté à son comble, quand les dents sont déchaussées profondément, quand les gencives sont ulcérées jusqu'à l'extrémité de la racine dentaire, quand la membrane alvéolo-dentaire est ramollie, quand le pus flue de tous les alvéoles, quand l'état fongueux est arrivé à son dernier degré, quand les dents sont vacillantes au point qu'il suffit du simple souffle de la parole pour les mettre en branle, en un mot, quand la désorganisation est complète? Que peut le meilleur médecin, le plus savant et le plus ardent à guérir, dans la phthisie pulmonaire, lorsque les poumons sont creusés de grandes cavités suppurantes ou cavernes? Il ne peut que soulager et prolonger la vie dans certaines limites. De même, dans le cas que je viens de supposer, et que je n'ai rencontré que trop souvent, la seule chance du dentiste est d'arrêter le mal, de déterger les parties, d'apaiser l'inflammation, de raffermir quelques points de gencive, de consolider quelques dents, en imposant le sacrifice de celles qui ne peuvent, dans l'état où elles se trouvent, qu'entretenir le mal en réagissant sur toute la bouche.

C'est dans ces cas déplorables que le praticien prudent représentera au sujet toute l'étendue des désordres, et l'en fera juge, pour ne pas s'exposer à des mécomptes et à des reproches qui n'incombent qu'au malade lui-même.

De l'Ébranlement.

Les dents peuvent être ébranlées par suite d'une violence extérieure, chute, coup, et, généralement, cette sorte d'ébranlement guérit beaucoup plus facilement que celui qui est la suite d'une maladie des gencives.

J'ai vu plusieurs exemples d'ébranlement *traumatique*, c'est-à-dire par violence extérieure, notamment chez un jeune homme d'une vingtaine d'années, qui, en jouant avec ses camarades, avait reçu un coup de tête sur les dents. Un fort craquement s'était fait sentir, et l'une des incisives avait été ébranlée. Après s'en être assuré avec précaution, on la laissa en repos ; le jeune homme évita pendant quelque temps de s'en servir en mâchant les aliments, et, insensiblement, elle se raffermit. Peut-être y avait-il eu en même temps fracture de la racine. Aujourd'hui, plusieurs années après l'accident, il n'y a aucune différence pour la solidité et pour l'usage, entre cette dent et les autres, qui sont parfaitement saines et même remarquablement belles.

On comprend d'autant mieux qu'une dent ébranlée par accident, sans maladie préalable de la gencive, soit susceptible de reprendre sa solidité, que des dents arrachées et remises en place aussitôt ont pu contracter adhérence et servir, au bout de quelque temps, comme si elles n'avaient éprouvé aucune violence.

C'est un cas particulier de ce que l'on

appelle, en chirurgie, la *greffe animale*.
De la même manière des parties molles
complétement détachées par morsure ou
autrement, le bout du nez, une portion
de la pulpe du doigt, réappliquées sans
délai, après avoir été nettoyées, et ensuite
convenablement maintenues par les
moyens appropriés, ont pu contracter
adhérence et rétablir la forme naturelle
des organes. L'illustre professeur Velpeau
a rassemblé un grand nombre de cas de
ce genre qu'on lit avec le plus grand intérêt.

Les ouvrages des dentistes, nos devan-
ciers, fourmillent d'exemples de dents
empruntées à des tiers et substituées
avec succès à des dents gâtées dont on
venait de pratiquer l'extraction. Il y avait
même une cruelle industrie fondée sur
cet usage, et les dents d'emprunt étaient
appelées dents de Savoyard. Si chose

pareille pouvait avoir lieu, et certes c'est un grand sujet d'étonnement, à plus forte raison comprendra-t-on qu'une dent simplement ébranlée par cause externe puisse reprendre adhérence.

L'ébranlement par suite de maladie des gencives est extrêmement commun. Les incisives inférieures y sont surtout disposées, et chez beaucoup de personnes, même dans la jeunesse, ces dents sont ébranlées sans qu'on s'en doute. Que de fois il m'est arrivé de causer un pénible étonnement à des consultants, en leur apprenant, comme c'était mon devoir, pour les mettre en garde contre les progrès du mal, que les dents dont il s'agit n'avaient plus chez eux toute leur solidité!

Une circonstance qui m'a paru prédisposer à l'ébranlement, c'est le chevauchement des dents. Raison de plus pour

veiller avec le plus grand soin à la bonne
disposition de la denture chez les jeunes
sujets, et pour la rectifier, soit en ex-
trayant des dents quand la mâchoire est
trop petite, soit au moyen des appareils
convenables.

Une autre circonstance qui peut agir
comme cause d'ébranlement, c'est l'iso-
lement d'une dent et le défaut d'appui,
quand on est forcé d'extraire la dent
voisine. On est souvent bien embarrassé
à ce sujet, car, si l'on respecte la dent
ébranlée, la maladie qui a déterminé
son ébranlement peut se communi-
quer à la gencive de la dent voisine qui
en sera ébranlée à son tour ; et, d'un
autre côté, si l'on extrait la dent primitivement attaquée, on peut craindre que
la dent saine, faute d'appui, ne s'ébranle
à son tour. Il faut se décider pourtant en
raison du danger le plus probable, qui

est la propagation de la maladie d'une
gencive à l'autre, d'autant plus que l'on
a le secours d'une dent artificielle pour
soutenir celle qui reste. Malheureusement, car souvent tout est difficulté, ce
moyen de soutenir une dent peut être
aussi un moyen de l'ébranler.

L'ébranlement présente des degrés à
l'infini, depuis celui qui ne peut être
reconnu que par un toucher exercé et
surtout par un moyen nouveau que
je ferai connaître dans un instant,
jusqu'à celui qui est tellement avancé
que la dent flotte, pour ainsi dire, au
moindre mouvement de la langue, et,
comme je le disais tout à l'heure, au
souffle de la parole. On est étonné souvent de voir se maintenir des dents qui
tiennent à peine par la pointe de la racine. De pareilles dents peuvent tomber,
non-seulement au plus faible choc en

mangeant, mais encore d'elles-mêmes, par leur propre poids, ou par l'effet d'un mouvement involontaire, pendant le sommeil, ce qui pourrait être l'occasion d'un grave danger, si l'on en croit des cas qui ont été publiés par les journaux de médecine et dans lesquels des individus ont été asphyxiés par la chute d'une dent artificielle ou autre dans les voies aériennes.

On comprend cependant que des personnes qui ont les dents à ce point ébranlées, tiennent encore à les conserver, quand il s'agit des dents de devant, ou quand ces dents servent d'appui précaire à une pièce artificielle, ce qui est une condition déplorable. On plaint souvent des gens qui sont bien moins à plaindre que ceux qui se trouvent dans ce cas.

L'ébranlement, pour peu qu'il soit

prononcé, est facile à reconnaître par le sujet lui-même au moyen de la langue ou des doigts, et le sujet n'est que trop disposé à s'en assurer à chaque instant, surtout avec la langue, ce qui ne fait qu'augmenter l'ébranlement.

Un moyen de diagnostic proposé par M. Marchal de Calvi consiste à percuter *légèrement* la dent ou les dents suspectes avec un corps métallique de peu d'épaisseur, comme le stylet des chirurgiens, ou avec l'ongle; s'il y a ébranlement, la dent percutée rend un son sourd très-différent de celui que rendent les dents restées solides.

L'ébranlement coïncide souvent avec le déplacement ou la déviation dont il a été question dans un autre article ; et quelquefois la dent se consolide, tandis que la déviation persiste.

La possibilité de la consolidation des

dents ébranlées dépend du degré de l'ébranlement et de l'espèce de maladie de gencive qui lui a donné lieu.

L'ébranlement avec ou par décollement est le plus difficile à traiter et exige un plus long usage de l'élixir solidifiant. Il est plus facile d'arrêter, de cicatriser l'ulcération, et d'obtenir en même temps le resserrement, le raffermissement de la gencive.

Quant au degré de l'ébranlement, il est évident qu'arrivé à un certain point, comme quand la dent flotte, pour ainsi dire, au moindre souffle, l'ébranlement est irrémédiable, et tout ce qu'on peut espérer de l'élixir, c'est qu'il empêche pour un temps la dent de tomber et l'altération de se propager, ce qui, du reste, on le comprend bien, n'est pas sans importance. Au-dessous de ce degré extrême, il y a encore des ébranlements tellement avancés qu'il n'est pas possible d'espérer mieux ; seulement, on est assuré de conserver les dents plus longtemps, et l'on parvient quelquefois à leur rendre leur usage dans la mastication. Il m'est arrivé plus d'une fois, et encore récemment chez une femme âgée, qui avait perdu une dent par maladie des gencives et dont la dent voisine (la seconde petite molaire) était assez notablement ébranlée et ne pouvait souffrir la pression de la dent correspondante dans l'action de mâcher les aliments même de faible consistance, il m'est souvent arrivé, dis-je, d'être étonné moi-même du résultat que j'avais obtenu. La dame dont je viens de parler se sert de sa dent depuis plusieurs mois, sans douleur, et en toute sécurité, sans même y songer, quoique, chose plus étonnante encore, la dent ait continué à branler, seulement un peu plus solide qu'avant l'usage de l'élixir, mais très-peu plus. Au surplus, il est déjà fort heureux que l'ébranlement ait été arrêté et que l'usage dans la masti-cation ait été rétabli, ce dont la dame en question ne cesse de se féliciter.

Un homme de quarante-cinq ans, fort instruit, même en médecine, quoiqu'il n'ait pas le diplôme et n'exerce pas, avait, dans le cours de plusieurs années perdu sept molaires, notamment toutes les grosses, sauf une, la dernière du côté gauche, à la mâchoire supérieure; il a encore toutes celles de la mâchoire inférieure, dont une seule, la dernière à droite, est légèrement ébranlée, avec saignement facile de la gencive lorsqu'il se sert du cure-dents. Il était donc déjà fort éprouvé, ayant perdu, comme il dit plaisamment, les dents des huîtres, des champignons et des truffes, ces comestibles ayant, en effet, besoin d'être broyés pour donner toute leur saveur et être facilement digérés. Malheureuse- ment, il n'était pas, comme on dit, au bout de ses peines, et voilà que la grande incisive inférieure droite s'ébranle à son tour et se dévie légèrement, assez sensi- blement toutefois, en se portant en haut et un peu en dehors par le bord externe. Grand désespoir, d'autant plus que jus- qu'alors, malgré la perte de tant de molaires, la bouche, à raison de sa petitesse et de la régularité des dents restantes, incisives, canines et premières molaires, était demeurée fort belle. L'u- sage de l'élixir longtemps continué, ou même non interrompu jusqu'à ce jour, a fait miracle, sans préjudice, toutefois, de quelques petites saignées locales que j'ai appris au sujet, très-adroit et très- soigneux, à pratiquer lui-même. De temps à autre encore, sous l'influence des temps humides et froids, particulièrement lorsque ce client s'expose au refroidissement de la tête ou lorsque, par extraordinaire, il oublie de mettre du coton dans ses oreilles, la gencive se gonfle et la dent s'ébranle très-légèrement ; mais tout aussitôt la petite saignée locale et l'usage plus souvent réitéré de l'élixir, soit étendu et en bains de bouche, soit appliqué pur sur la gencive engorgée, en amènent aussitôt la consolidation : de sorte qu'aujourd'hui, après diverses épreuves du même genre toujours heureusement terminées, mon intéressant client est complétement rassuré, certain, dit-il, d'avoir passé la période des sacrifices.

Je viens de parler des petites saignées locales ; elles sont souvent nécessaires. L'emploi de l'instrument tranchant est de beaucoup préférable à la saignée par le moyen des sangsues, dont l'application est longue, fastidieuse, répugnante et ne se fait pas toujours dans le point voulu; il y a longtemps que j'y ai renoncé.

L'instrument le plus convenable pour pratiquer les petites saignées dont il s'agit est un bistouri à lame étroite; mais on peut se servir d'un canif à petite lame bien aiguisée. Il faut éviter de contondre la gencive, si peu que ce soit, en l'incisant.

L'opération peut être faite par le sujet lui-même, comme on vient de le voir; mais d'abord il faut prendre l'avis d'un homme de l'art, et y revenir au besoin.

Il ne faut pas craindre d'aller un peu loin dans les incisions ou scarifications, qui sont un moyen de ranimer la vitalité de la gencive en même temps qu'un moyen de dégorgement.

Quelques personnes croient que l'on peut se contenter du saignement qui s'opère par l'action de la brosse à dents; c'est une erreur. Les incisions ou scarifications sont nécessaires, au moins dans la plupart des cas.

Il est indispensable de veiller à l'extrême propreté des dents ébranlées ou menacées d'ébranlement; on ne doit pas y souffrir la présence de la plus petite proportion de tartre, et à cet effet, toutes les semaines, tous les quinze jours, plus ou moins, on doit les nettoyer avec un instrument approprié, ou les faire nettoyer, mais cela avec la plus grande précaution, c'est-à-dire en les soutenant avec un doigt, tandis qu'on y porte l'instrument. On peut affirmer que le nettoyage de la bouche tel qu'on le pratique généralement, sans ménagement ou même avec brutalité, est un danger pour les dents, surtout dès qu'il existe le plus faible degré d'ébranlement.

Lorsque l'ébranlement est absolument irremédiable, on peut se voir forcé de procéder à l'extraction de la dent ou des dents qui en sont atteintes, attendu que, comme j'ai eu plusieurs fois l'occasion de le dire, les dents malades ou plutôt les gencives affectées à l'entour des dents vacillantes, réagissent sur le reste de la bouche, y entretiennent l'inflammation et empêchent l'action de l'élixir sur les parties qui pourraient guérir. C'est ainsi que l'on peut être amené à la nécessité indispensable de conseiller le sacrifice de plusieurs dents pour pouvoir conserver les autres.

ARTICLE TROISIÈME

De l'Allongement des dents.

Ce phénomène, qui est très-commun, et dont la signification n'a pas été comprise, est produit par l'inflammation du tissu intermédiaire à la racine dentaire et à l'alvéole. Ce tissu, appelé périoste, (membrane fibreuse qui recouvre les os et qui a la propriété de les nourrir et même de les reproduire), et qui est le moyen d'union de la racine et de l'alvéole, car on pense bien que les dents ne sont pas implantées dans les os maxillaires comme un clou est implanté dans un mur; ce tissu, dis-je, ne peut pas s'enflammer sans s'épaissir. Or, en s'épaississant, il rétrécit nécessairement la pe-

tite cavité réservée à la racine, et par
conséquent celle-ci, ayant moins de
place, tend à sortir de son alvéole, et
alors il semble que la dent s'allonge.
Je dis qu'il semble qu'elle s'allonge,
attendu qu'en réalité elle n'est pas
allongée, et qu'elle est seulement ou
descendue ou remontée suivant qu'elle
appartient à la mâchoire supérieure ou
à l'inférieure, et dépasse les autres. Il
suffit d'un très-petit *allongement* de la
dent (je continue à me servir de cette
expression, qui est consacrée et qu'il
suffit d'avoir expliquée), pour que la
mastication soit rendue très-difficile,
surtout s'il y a douleur, ce qui est l'ordinaire. On comprend, en effet, que, la
dent étant allongée, la pression par suite
du rapprochement des mâchoires est
plus forte sur elle que sur les autres.
En outre, la dent allongée empêche que

les autres dents se rapprochent et divisent ou triturent les aliments. Parfois quand les mâchoires se rapprochent brusquement, il y a chevauchement de la dent allongée, avec production d'un bruit sourd; les dents, comme disent les malades, passent l'une sur l'autre. Un de mes clients affecté de ce genre de lésion, me disait : *Je mange ma dent*. En somme, l'allongement des dents est un accident très-incommode, outre que, malheureusement, il fait souvent présager la chute de la dent ou des dents allongées, plus ou moins tôt, plus ou moins tard.

Il n'a été question jusqu'ici que de l'inflammation et de l'épaississement du périoste, comme cause de l'allongement des dents. Une autre cause de cet allongement consiste dans l'inflammation de la pulpe qui se trouve à l'extrémité ou pointe de la racine, et qui est formée par les vaisseaux et nerfs de la dent, reliés par un peu de tissu cellulaire. Lorsque cette inflammation existe, la dent au lieu d'être chassée par le périoste enflammé et épaissi, la pressant de toutes parts, est poussée directement du fond de l'alvéole dans le sens de son bord libre. Mais il est rare, et on le conçoit facilement, que cette inflammation de la pulpe dentaire existe isolément, et le plus souvent elle coïncide avec l'inflammation du périoste alvéolo-dentaire, de sorte que la dent se trouve à la fois chassée par pression sur le pourtour de la racine et poussée par le sommet.

Le cas le plus rare est celui où l'inflammation se modère et où la dent reprend à peu près son niveau. Le plus souvent l'allongement persiste, et alors l'homme de l'art est obligé de prendre un parti. La dent allongée est-elle en même temps très-ébranlée, l'individu qui la porte demande lui-même à en être débarrassé. Si, au contraire, elle offre encore assez de solidité, on ne peut ni on ne doit songer à l'extraction, et il en faut venir à la lime : c'est alors une nécessité absolue, et il n'y a pas à reculer ; mais c'est une nécessité fâcheuse, parce qu'il est difficile que l'opération n'ajoute pas, au moins momentanément, à l'ébranlement de la dent. Toutefois, des dents limées se sont maintenues pendant des années et même indéfiniment.

Si quelque chose peut faire rétrograder l'inflammation, avant ou après l'opération par la lime, c'est l'usage de l'élixir solidifiant et de la poudre solidifiante : j'en parle d'après plusieurs observations qui ne m'ont laissé aucun doute sur leur efficacité dans ce cas par ticulier.

ARTICLE QUATRIÈME

De la Déviation des dents.

C'est à peine si la déviation des dents, par suite de maladie des gencives, a été signalée par les dentistes.

Il arrive, par exemple, qu'une dent se tourne de manière à présenter en avant un de ses côtés. C'est ce que je vois sur un homme qui a eu la première incisive inférieure droite ébranlée et très-légèrement allongée; elle se présente en avant par son bord latéral droit, tandis que précédemment elle était très-régulièrement disposée; elle s'est d'ailleurs consolidée sous l'influence des légères scarifications et de l'usage de l'élixir solidifiant. Chez un

7

autre individu, jeune homme de vingt-deux ans, fils d'un diabétique mort à soixante-dix ans privé de toutes ses dents par le ramollissement fongueux des gencives propre au diabète, les incisives inférieures se sont éloignées par le haut de manière à circonscrire une sorte de V. Il tâche de les maintenir rapprochées au moyen d'un fil; mais il est à croire que, faute d'un traitement persévérant, elles ne tarderont pas à tomber. Quelquefois c'est une molaire qui s'éloigne en totalité de la dent voisine, de manière à laisser entre elles un sillon large et profond où le sujet peut faire passer le bout de la langue, et qui permet de porter les médicaments ou l'instrument sur la gencive inter-dentaire. L'exemple le plus curieux de déviation dentaire par suite de maladie des gencives est celui d'un homme du monde, très-soigneux de sa bouche, âgé de quarante-huit ans, et dont la mère et deux sœurs sur trois ont perdu les grosses molaires vers l'âge de quarante ans par l'effet d'une affection gingivale. Lui-même perdit deux grosses molaires de chaque côté à la mâchoire supérieure ; et, de plus, les deux secondes petites molaires de cette même mâchoire, ébranlées et douloureuses, se dévièrent, de manière à se porter fortement en avant, comme des *défenses*, et à présenter dans ce sens leur surface mamelonnée et triturante, qui soulève visiblement la lèvre dans les points correspondants et change assez appréciablement le caractère de la bouche. Par cette déviation les dents précitées échappent à la pression des dents correspondantes de la mâchoire inférieure, et la douleur qui résulterait de cette pression est ainsi évitée. Il semblerait qu'il y ait dans la dent une sorte d'instinct salutaire qui la fait se dévier du côté où il n'y a pas de pression et de douleur à craindre.

La personne dont je viens de parler et qui d'abord ne connaissait pas l'élixir solidifiant, s'en est servie avec persévérance, et il en est résulté que les deux dents déviées se sont du moins consolidées; et, en définitive, bien que déviées et ne pouvant guère aider à la mastication, ces deux dents servent du moins à maintenir les aliments en dedans des arcades dentaires; et, en outre, par cela même qu'elles sont portées en avant, elles dissimulent le vide que les grosses molaires ont laissé, de sorte qu'il y a une sorte de compensation au défaut de conformation qui résulte du déplacement dentaire.

CHAPITRE IV

DES APHTHES

CHAPITRE IV

DES APHTHES

Le mot aphthe vient du grec *aphthai*, de *aphtein*, brûler. Il désigne une petite affection bien connue des gens du monde comme des médecins, parce qu'elle est très-commune. Elle consiste en une petite ulcération à fond blanc, assez douloureuse pour gêner la mastication et même jusqu'à un certain point l'articulation des mots, quand elle est située aux lèvres.

La partie blanche et tenace de l'aphthe n'est autre chose qu'une petite portion

de membrane muqueuse formant es-
chare.

Il existe une forme de l'angine, dans
laquelle les amygdales sont criblées
d'aphthes, et quelquefois les malades ou
leurs proches en sont effrayés, à cause
de la couleur blanche des ulcérations,
qui donne l'idée de la terrible angine
couenneuse.

Il existe aussi une fièvre aphtheuse,
dont j'ai vu un exemple dans ma propre
famille, qui m'avait effrayé en me faisant croire à une fièvre typhoïde. Je fus
heureusement dissuadé ; néanmoins la
maladie dura assez longtemps, avec des
symptômes qui ne laissaient pas d'être
fort alarmants.

Il ne saurait être question ici de ces
maladies aphtheuses, dans lesquelles les
petites ulcérations en question sont,
comme on dit en médecine, *confluentes*.

Je veux parler seulement de l'aphthe *discret*. Son siége le plus fréquent est la rainure dans laquelle la membrane muqueuse des gencives se continue avec celle des lèvres, ou, plus simplement, à la jonction des lèvres et des gencives.

Certaines personnes y sont extrêmement sujettes, et l'on peut supposer que l'état de l'estomac n'y est pas étranger. Quelquefois on les voit se produire après l'usage de la chair faisandée ou de poisson qui n'était pas frais. L'abus de la charcuterie ou peut-être sa mauvaise qualité (chose si commune), influent aussi sur la production de cette petite ulcération.

J'ai rarement vu l'aphthe sur la gencive même, et si je me suis arrêté à en dire quelques mots, c'est à cause d'un fait, unique à la vérité, dans lequel l'usage de l'élixir solidifiant, en bains de

bouche, selon la méthode que je préco-
nise, a paru faire cesser une disposition
très-marquée à la production de cette
affection ; du moins la personne qui
m'a donné l'occasion de faire cette observation, et qui se sert de l'élixir solidifiant pour un léger déchaussement
des incisives inférieures, a remarqué
elle-même qu'elle n'a plus d'aphthes,
tandis que, précédemment, elle en avait
très-souvent. On comprendra facilement,
au surplus, pour peu qu'on ait usé de
ce moyen, qu'il puisse changer favora-
blement l'état de la membrane muqueuse
buccale, la raffermir et la rendre moins
susceptible à l'action des causes morbides, internes ou externes.

CHAPITRE V

DU SCORBUT

CHAPITRE V

Le scorbut est une maladie générale du sang produite par la privation de légumes frais et de fruits, par l'usage des salaisons, et par l'humidité froide ou chaude. L'affection des gencives, dans le scorbut, n'est qu'un effet de la maladie générale, mais cet effet est désastreux en ce qu'il peut amener des désordres irréparables et à proprement parler le démantellement de la bouche.

Les gencives se gonflent, se ramollissent, deviennent comme fongueuses, saignent au moindre attouchement ou même sans provocation, fournissent un suintement d'une fétidité repoussante, s'ulcèrent et se détruisent; les dents s'ébranlent et tombent l'une après l'autre.

L'inflammation fongueuse des gencives avec ébranlement et chute des dents, telle que nous l'observons dans notre climat, n'est pas sans rapport avec le scorbut, toute proportion gardée, bien entendu.

Je tiens pour certain que l'usage de l'élixir solidifiant préviendrait le scorbut des gens de mer, ou, tout au moins, en diminuerait beaucoup les effets, même au milieu des circonstances fâcheuses d'alimentation et d'intempéries qui peuvent le plus favoriser son développement. J'en parle, non pas au hasard, mais d'après des officiers de marine qui l'ont expérimenté et qui ne manquent jamais de s'en munir dans leurs longues traversées.

Je n'ai vu personnellement le scorbut proprement dit qu'une seule fois. C'était chez un jeune officier qui avait fait campagne dans le Sénégal, où il avait été privé pendant plusieurs mois de légumes frais, et mouillé plusieurs fois par jour par des averses torrentielles, sans avoir la possibilité de changer de vêtements. Ses habits, son linge séchaient sur lui, puis il était mouillé de nouveau, et ainsi de suite. Sous cette double et pernicieuse influence, il contracta le scorbut. Il avait des taches livides et des tumeurs sur diverses parties du corps. On le fit rentrer en France et il vint à Paris, où il consulta les sommités de la science. On lui fit prendre de bons aliments, du vin généreux, du quinquina, du fer, du cresson à tous les repas, des bains de Ba-

réges, et sa santé se remit assez rapidement et complétement. Il recouvra les
forces de son âge, qui avaient singulièrement fléchi, au point qu'un trajet d'un
demi-kilomètre l'exténuait. Mais la
bouche, qui avait fortement ressenti les
effets du scorbut, ne se remettait pas en
proportion du reste. Loin de là, les gencives étaient toujours gonflées, surtout
entre les dents, ulcérées par places,
molles, saignantes, plusieurs dents
étaient ébranlées; et ce qui désolait surtout le malade, c'était de s'apercevoir
que, malgré tout ce qu'il pouvait faire,
son haleine conservait de la fétidité.
Très-bien né et très-bien élevé, homme
du meilleur monde, et ayant de très-
belles relations, il ne pouvait supporter
l'idée d'avoir une infirmité répugnante
et si difficile à dissimuler. Dans l'espace
d'un mois, grâce à l'élixir solidifiant,

employé avec l'assiduité qn'on pouvait attendre d'un homme possédé d'un si ardent désir de guérison, les gencives s'amendèrent au point de se trouver dans l'état normal, sauf de légères pertes de substance autour d'une ou deux dents. Il fallut, en outre, faire le sacrifice d'une grosse molaire, trop déchaussée et trop ébranlée pour que l'on pût espérer de la voir se consolider, et qui, par l'irritation dont elle était entourée, réagissait sur le reste de la bouche. Je ne dis pas que la continuation du traitement général n'ait puissamment contribué à la guérison, mais ce qui est bien positif c'est que jusque-là il avait eu très-peu d'effet sur la bouche, et que tout au moins l'action de l'élixir l'a énergiquement secondé.

Depuis cette époque j'ai considéré l'élixir solidifiant comme le meilleur moyen de prévenir le scorbut chez les marins et de venir en aide au traitement médical lorsque l'affection s'est développée ; et il serait bien à désirer, dans l'intérêt de ceux qu'elle peut atteindre, que ce fait fût plus généralement connu.

CHAPITRE VI

DE LA CARIE DENTAIRE

CHAPITRE VI

DE LA CARIE DENTAIRE

Le sujet de ce chapitre est en quelque sorte déplacé dans une étude sur les maladies des gencives, mais le lecteur va voir que j'avais une raison de l'y comprendre.

Je n'avais aucunement l'idée que l'élixir solidifiant pût exercer une influence curative sur la carie dentaire, contre laquelle il me semblait établi que l'obturation par le plomb ou par l'or fût le seul remède efficace.

Je m'aperçus cependant que, chez cer-

tains individus qui avaient des caries
dentaires en même temps qu'une affection gingivale, et qui faisaient usage de
l'élixir pour cette dernière affection,
l'altération dentaire cessait de faire des
progrès : ce qui est le seul mode de
guérison possible de cette affection,
puisqu'il n'y a pas à songer à réparer
la perte de substance occasionnée par
l'ulcération osseuse.

Mais il ne suffit pas d'un petit nombre
de faits pour légitimer une espérance
comme celle qui venait de naître dans
mon esprit.

J'attendis donc patiemment avant de
conclure sur un point aussi important.

Un exemple qui me paraît avoir le
caractère de la certitude acheva de me
convaincre.

C'est celui d'une jeune dame qui avait
subi l'aurification d'une petite molaire

pour une carie qui ne dépassait pas les dimensions d'un grain de mil. Soit que l'opération eût été faite prématurément, et avant que la carie eût été suffisamment modifiée, soit pour toute autre raison, cette jeune dame, d'ailleurs très-nerveuse, pâle comme les personnes qui n'ont pas le sang assez riche, en outre sujette aux névralgies, fut prise, aussitôt après l'aurification, de douleurs névralgiques horribles qui ne lui laissaient pas un moment de repos. Il fallut sans retard retirer l'or de la dent malade, ce qui ne fut pas une besogne facile et indifférente, il s'en faut. Une fluxion survint, l'abcès se forma, s'ouvrit naturellement, car la malade, excédée, se refusa catégoriquement à l'emploi de l'instrument tranchant, et la dent cariée commença à se déchausser. C'est alors que cette jeune dame me fut adressée et se mit à l'usage de l'élixir solidifiant. Elle-même fit la remarque que sa dent perdait sa sensibilité, en même temps que la gencive reprenait son niveau ; du reste, le déchaussement était peu prononcé, et l'élixir avait été employé surtout en vue de l'avenir. De son propre mouvement, mon intéressante cliente eut l'idée de mettre à demeure dans la dent, plusieurs fois par jour, un peu de coton imbibé d'élixir pur : très-peu, car la cavité carieuse était fort petite. Le résultat a été, finalement, et pour ne pas multiplier inutilement les détails, que, depuis dix-huit mois, la dent cariée n'a pas été douloureuse un seul instant, et que la carie n'a pas augmenté si peu que ce soit, de sorte que l'on peut croire qu'elle est arrêtée, ce qui est l'avis de la personne la plus intéressée.

Ainsi, non-seulement l'élixir solidifiant est excellent contre les maladies
des gencives, mais encore il est efficace
contre la carie dentaire.

Je n'entends pas dire, et l'on ne me
prêtera pas cette prétention excessive,
que l'on doive renoncer à l'aurification
ou au plombage pour l'élixir, qui de-
viendrait ainsi la panacée et le spécifique de la carie : je me borne à établir
d'après les faits, seules preuves admis-
sibles en médecine dentaire comme en
médecine générale, que les personnes
qui, pour une raison ou pour l'autre,
ne peuvent se soumettre à l'aurification,
ou qui, s'y étant soumises, ne peuvent
la supporter, trouveront un moyen
convenable et inespéré dans l'élixir solidifiant, que je conseille avec assurance
à tous ceux qui, en vertu de l'hérédité
ou d'autres causes, ont à craindre la carie

dentaire, et notamment aux femmes grosses, dont les dents sont sujettes à s'altérer, chose beaucoup plus fréquente qu'on ne croit et contre laquelle on a le plus grand tort de ne pas les prémunir.

En y réfléchissant bien, j'ai fini par comprendre et le lecteur comprendra comme moi, j'espère, qu'il n'y a rien de surprenant, en définitive, à ce que les mêmes moyens qui réussissent contre les affections des gencives aient de l'efficacité contre les affections des dents, à cause des rapports étroits de contiguïté qui unissent les dents et les gencives, et de la communauté d'origine des nerfs et vaisseaux qui leur portent la nourriture et la sensibilité.

D'un autre côté, n'est-il pas évident qu'une même circonstance générale, le froid humide, agit aussi défavorablement sur les uns et sur les autres, et dès lors qu'y a-t-il d'étonnant à ce que le même agent soit capable de remédier à ce que la même cause est capable de produire?

CHAPITRE VII

DES ACCIDENTS RÉSULTANT DE L'USAGE DES PIÈCES ARTIFICIELLES

CHAPITRE VII

DES ACCIDENTS RÉSULTANT DE L'USAGE DES DENTS ARTIFICIELLES

L'usage des dentiers et des pièces même les plus simples expose les gencives à l'échauffement et à l'inflammation, par suite de la pression. Il se produit de petites écorchures, des ulcérations généralement superficielles et peu étendues, des aphthes, et la mastication devient douloureuse, difficile et incomplète; en outre, l'haleine contracte une mauvaise odeur, inconvénient auquel les personnes assujetties à l'usage des pièces artificielles ont tant de peine

à se soustraire. L'emploi de l'élixir solidifiant remédie sûrement à ces accidents,
légers par eux-mêmes, mais très-incom-
modes et très-pénibles; car c'est véritablement une situation déplorable que
d'avoir perdu ses dents, d'avoir souffert
horriblement pour les perdre, d'être
astreint pour manger, c'est-à-dire pour
vivre, à la nécessité de porter de fausses
dents, et, pour comble, de ne pouvoir
les supporter. Les gens ainsi éprouvés
vont et viennent, font leurs affaires, ont
l'apparence de la santé, et l'on n'est pas
disposé à tenir compte de leur mal,
tandis qu'en réalité ils sont plus à
plaindre que tel individu gravement malade, qui donne des inquiétudes, mais
qui, l'épreuve terminée, n'en conservera
que le souvenir, grâce auquel il n'appré-
ciera que mieux son bien-être présent.
Infirmité est souvent pire que maladie.

Telle était la condition d'une femme de qualité, qui me fut adressée par son médecin, dont je regrette de n'avoir pas conservé le nom. Cette dame avait perdu une grande partie des dents de la mâchoire supérieure par suite du ramollissement fongueux des gencives, notamment toutes les molaires, grosses et petites, du côté droit, de sorte que, de ce côté, le dentier n'avait pas d'appui; car depuis longtemps déjà elle portait un dentier. En même temps plusieurs dents de la mâchoire inférieure, et en premier lieu toutes les incisives étaient ébranlées plus ou moins par l'effet de la même affection. Chose remarquable, exceptionnelle, que je note en passant, jamais chez cette dame je ne me suis aperçu que l'haleine fût altérée. Le dentier, comme je l'ai dit, n'ayant pas d'appui à droite, vacillait et tombait de ce côté chaque fois qu'elle parlait ou riait, et il en résultait une telle gêne, une telle appréhension, que cette personne, pleine de mérite et de savoir, et dont la conversation était à la fois brillante et substantielle, avait perdu graduellement l'habitude de causer. Mais, en outre, il se produisait constamment, sous le dentier, des érosions, des gonflements, et même de petits abcès qui la mettaient au supplice, parce qu'elle était forcée de retirer l'appareil, de ne pas recevoir et de ne pas sortir. Les choses en étaient là lorsque cette respectable dame me fut adressée. Je me bornai à prescrire l'usage de l'élixir solidifiant en bains de bouche de la durée de cinq minutes, quatre fois par jour, le matin, le soir, et après chaque repas. A partir du jour où cette hygiène (car je n'ai pas la prétention que l'élixir soit

autre chose qu'un moyen hygiénique,
mais le plus rationnel et le plus efficace
possible), à partir de ce jour, dis-je, les
accidents ne survinrent plus que de loin
en loin et seulement lorsque le moyen
était négligé par oubli. Mais voici, en
outre, ce qui arriva, et qui n'est pas
sans intérêt : le dentier, devenu trop
large, dut être remplacé; or, pourquoi
le dentier était-il devenu trop large?
Tout simplement parce que, sous l'influence de l'élixir, la gencive en totalité
s'était dégorgée et avait diminué d'épaisseur en même temps qu'elle s'était raffermie : rien ne prouve mieux l'efficacité du moyen employé.

Je tire de ce fait et d'autres analogues
cette conséquence, que l'on ne doit
jamais prendre la mesure d'un dentier
avant d'avoir modifié les gencives et de
les avoir réduites au moindre degré pos-

sible de gonflement : je raisonne, bien entendu, dans l'hypothèse que les dents sont tombées par suite d'une inflammation gingivale. Depuis que je prends cette précaution, il est extrêmement rare que j'aie besoin de retoucher à une pièce que je pose, et ce n'est pas un médiocre avantage, tant pour le dentiste que pour le client.

CHAPITRE VIII

DU MAUVAIS GOUT DE LA BOUCHE ET DE LA MAUVAISE ODEUR OU FÉTIDITÉ DE L'HALEINE

CHAPITE VIII

DU MAUVAIS GOUT DE LA BOUCHE ET DE LA MAUVAISE ODEUR OU FÉTIDITÉ DE L'HALEINE

Ces deux phénomènes vont de pair et ne font qu'un. Le mauvais goût ressenti par le sujet devient mauvaise odeur pour les personnes qui sont à sa portée.

Le mauvais goût existe souvent seul, indépendamment de toute mauvaise odeur; mais ce n'est pas dans les maladies de la bouche qu'il en est ainsi; c'est, par exemple, dans certains états nerveux, où le malade trouve un mauvais goût à tout ce qu'il mange, comme une personne de ma connaissance qui trouvait tout amer.

Dans les maladies bilieuses la bouche est amère, en même temps que la langue est jaune; et il est facile de comprendre que c'est la bile qui produit l'un et l'autre effet.

Le mauvais goût particulier aux affections des gencives a un caractère spécial, mais difficile à définir; tout ce qu'on peut dire, c'est qu'il donne au sujet l'idée de la corruption.

Ce mauvais goût existe au plus haut degré dans le sang des gencives engorgées, qu'on le fasse sortir par succion ou par le moyen d'un instrument tranchant; en même temps le sang est ordinairement plus foncé que dans l'état normal; quelquefois, je l'ai trouvé presque noir.

Il suit de là que l'on peut, en ce cas,

attribuer le mauvais goût (et la mauvaise odeur) à une altération du sang déposé dans les gencives par l'irritation ; et cette altération est due selon toute apparence à l'action de l'air.

J'ai vu des personnes se plaindre extrêmement de ce symptôme (le mauvais goût). C'est une véritable obsession pour une dame d'une quarantaine d'années que je traite en ce moment, et qui, dans les soins qu'elle est venue chercher auprès de moi, a pour principal mobile de s'en débarrasser, ce qui ne tardera pas, grâce à l'usage suffisamment réitéré de l'élixir solidifiant et aux scarifications.

La mauvaise odeur de l'haleine est aussi difficile à définir que le mauvais goût.

C'est une odeur de corruption, de pourriture, parfois comme de gangrène. Elle est *sui generis*, c'est-à-dire particulière, et se rapproche de celle de la viande gâtée, sans être tout à fait la même.

Elle a des degrés, tantôt légère, soit que l'affection qui lui donne lieu ait elle-même une faible intensité, soit que le sujet prenne des soins extrêmes pour la pallier; tantôt insupportable, renversante. Je lui ai reconnu parfois comme une sorte d'acidité.

On croit communément que la mauvaise odeur de l'haleine vient souvent de l'estomac. J'ai consulté, à ce sujet, plusieurs médecins éclairés et expérimentés, qui m'ont assuré que cette opinion n'était pas fondée.

Sans avoir la prétention d'être compétent en pareille matière, je dois dire cependant que j'ai connu et que je connais intimement nombre de personnes souffrant beaucoup de l'estomac, ayant constamment de mauvaises digestions, et n'ayant aucune espèce de mauvaise odeur de l'haleine.

On m'a raconté que le célèbre docteur Marjolin, quand il soupçonnait un cancer de l'estomac, avait l'habitude de flairer la bouche du malade, au point d'y introduire le nez, et qu'il avait cru reconnaître que, dans le cancer stomacal, l'haleine était acide. Mais évidemment, pour que l'on soit obligé de procéder de la sorte, il faut que l'odeur soit bien peu caractérisée, et ce cas ne rentrerait pas dans la fétidité de l'haleine proprement dite.

En définitive, l'opinion qui attribue à l'estomac une grande part dans la production du phénomène dont il s'agit me paraît très-exagérée.

Ce qui est vrai, c'est que chez les per-

sonnes qui ont des affections des gencives, et, par suite, une mauvaise haleine,
le fâcheux état de l'estomac, occasionné
par la surabondance de l'alimentation,
augmente la congestion et l'irritation
habituelle des gencives, et, naturellement le symptôme infiniment désagréable qui en est la conséquence.

Il existe une fétidité de l'haleine qui
vient des poumons.

Les médecins décrivent une affection
grave, mais non constamment mortelle,
dans laquelle l'air contracte, dans ces
organes, une fétidité horrible : c'est la
gangrène pulmonaire, dont il ne doit
pas être question ici avec détail ; je n'en
parle que pour montrer que la fédilité
de l'haleine peut provenir de diverses
sources. L'angine gangréneuse, la gangrène de la bouche ne vont pas non
plus sans la fétidité du souffle.

Un des médecins que j'ai consultés sur ce sujet, regarde la fétidité, tant de l'haleine et du nez que de la sueur, comme étant souvent le produit d'une exhalation particulière et comme un symptôme constitutionnel, analogue, par exemple, aux symptômes de la scrofule.

Il a vu une famille dans laquelle tous les enfants, au nombre de six, étaient affectés ; trois garçons et une fille sont morts de la poitrine ; deux filles survivent : l'une est atteinte de punaisie (puanteur du nez), et l'autre de sueur fétide des pieds. Ce sont là des faits d'une importance capitale pour la médecine, mais qui ne doivent pas nous arrêter plus longtemps.

Revenons à la fétidité de l'haleine par suite de maladie de l'appareil dentaire, lequel comprend les gencives et les dents.

Les dents gâtées donnent peu d'odeur. Que de personnes qui les ont cariées, détruites en partie, noires, évidées, rongées, et dont l'haleine est irréprochable! On cite la duchesse de Bourgogne comme ayant été dans ce cas, et chacun connaît des exemples pareils.

Cela pourra sembler paradoxal, et pourtant j'ose affirmer que les dents, par elles-mêmes, à quelque degré d'altération qu'on les suppose, sont rarement, très-rarement, cause de fétidité.

Il n'en est pas de même si les gencives sont malades, coïncidemment ou plutôt consécutivement.

La grande cause de la fétidité de l'haleine, en effet, ce sont les maladies des gencives.

On en a déjà la preuve dans la puanteur quelquefois horrible du pus des abcès de ces parties. J'en ai vidé un dernièrement qui m'a forcé à ouvrir les fenêtres de mon cabinet; le malade lui-même en était suffoqué.

Les personnes qui portent des pièces artificielles, des dentiers, sont très-exposées à ce grave inconvénient.

Et pourquoi? Encore à cause des gencives, que les pièces échauffent, irritent, excorient, ou même ulcèrent; mais il suffit du simple échauffement, par suite de l'application prolongée de la pièce.

Je connais pourtant une dame âgée, qui porte une pièce *à demeure*, un dentier à la mâchoire supérieure, et dont l'haleine n'est aucunement altérée. C'est qu'il y a peu de règles sans exception, et je ne conseillerais à personne de compter sur le bénéfice d'une exception aussi rare et aussi surprenante.

La présence des parcelles alimentaires entre les dents, chez les personnes atteintes d'inflammation des gencives, est une cause accessoire et éventuelle de mauvaise odeur.

Du reste, tout ce qui augmente l'inflammation des gencives, le froid humide, par exemple, augmente nécessairement ce symptôme; aussi est-il très-variable, tantôt moins fort, tantôt plus accusé.

L'existence du symptôme que nous étudions, dans ce chapitre, n'est que trop facile à reconnaître pour les étrangers; mais il est très-ordinaire que le sujet lui-même ne s'en doute pas.

Autant certaines personnes en sont préoccupées outre mesure et véritablement obsédées, quelquefois sans cause, autant d'autres en sont ignorantes et portent avec aisance, sans craindre de s'approcher beaucoup trop près de leurs interlocuteurs, un inconvénient qui les fait fuir et qu'on leur pardonne d'autant moins qu'elles sont plus tranquilles et plus imperturbables.

Il serait pourtant bien facile de comprendre qu'un état d'engorgement, d'ulcération, de suppuration de la bouche, n'est guère compatible avec la pureté de l'haleine, et que, quand on a un mauvais goût dans la bouche, il y a grande chance pour que ce soit une mauvaise odeur pour les voisins.

En introduisant entre les dents un pli du mouchoir que l'on presse sur la gencive malade, et en le retirant aussitôt imprégné de matière sanieuse, on reconnaît bien vite que cette matière a une mauvaise odeur; c'est une épreuve que beaucoup de personnes font d'elles-mêmes; comme aussi elles flairent le cure-dents ou le doigt dont elles se sont servies dans la même intention; et elles

en prennent si bien l'habitude que quelquefois, sans s'en apercevoir, elles le
font devant le monde.

Un des mes clients avait une singulière façon de s'assurer de son état à
cet égard. Il rapprochait ses deux mains
en creux, en formant une cavité dans
laquelle il soufflait et odorait coup sur
coup.

Je ne connais pas d'application plus
sûre que l'emploi de l'élixir solidifiant
dans le cas dont il s'agit. Seulement, il
y faut revenir plusieurs fois par jour,
et prolonger le plus possible le bain de
bouche.

Mais puisque la mauvaise odeur de
l'haleine peut être attribuée au sang
qui engorge les gencives et s'y corrompt
sous l'influence de l'air, il est indispensable de le faire sortir par le moyen
des scarifications, renouvelées aussi

souvent que la persistance ou la reproduction de l'engorgement l'exigent, tous les deux jours, ou même chaque jour. D'une manière générale, il ne faut pas supporter que le sang stagne dans les gencives.

On n'a rien à redouter des scarifications ; bien loin delà, on ne peut qu'y gagner, et pour la guérison ou l'atténuation de l'engorgement, et pour la vitalité des gencives, qui en est augmentée. Il semble que les gencives reprennent par les scarifications comme les arbres languissants quand on remue la terre à leurs pieds.

DEUXIÈME PARTIE

DES CAUSES DE L'INFLAMMATION DES GENCIVES AVEC DÉCHAUSSEMENT ET ÉBRANLEMENT DES DENTS

DEUXIÈME PARTIE

DES CAUSES DE L'INFLAMMATION DES
GENCIVES AVEC DÉCHAUSSEMENT ET ÉBRANLE-
MENT DES DENTS

Toutes ces formes diverses, ulcération, décollement, engorgement des
gencives, qui aboutissent au déchaussement et à l'ébranlement des dents, et qui
ont pour effet leur allongement apparent, leurs déviations etc., toutes ces
formes, dis-je, dépendent de l'inflammation.

IL N'Y A PAS D'AFFECTION DES GENCIVES
QUI NE SOIT PRIMITIVEMENT UNE INFLAMMA-
TION : j'entends toujours parler, bien

entendu, des affections gingivales dont le traitement incombe aux dentistes, laissant de côté les tumeurs proprement dites, fibreuses, cancéreuses, etc.

Dès que tout revient à l'inflammation, dans ces affections si variées et si communes, on comprendra tout de suite quels fâcheux effets doivent produire tant de poudres acides et tant d'élixirs composés de substances stimulantes, telles que le quinquina, etc.

C'est un point que je ne fais que signaler en ce moment, et sur lequel je reviendrai avec insistance, dans cette partie même, en étudiant les causes du déchaussement et de l'ébranlement des dents, ou mieux de l'inflammation gingivale, simple, suppurative ou ulcérative, qui occasionne ces tristes effets.

Les causes connues, un grand pas est fait pour le traitement. *Principiis obsta,* c'est la loi suprème. Prenez le mal au début, ou même quand il menace; voilà le véritable service à rendre. Plus tard, quand la menace s'est réalisée, quand le mal s'est produit, la besogne est autrement difficile.

Recherchons donc, étudions les causes avec le plus grand soin; c'est le premier devoir de l'homme de l'art, et il ne saurait trop s'y appliquer, sa peine dût-elle être perdue en grande partie; car il est dans la nature de l'homme de négliger les plus salutaires avertissements et de ne s'occuper du mal que quand il existe.

CHAPITRE PREMIER

DE LA PRÉDISPOSITION HÉRÉDITAIRE A L'INFLAMMATION DES GENCIVES, AU DÉCHAUSSEMENT ET A L'ÉBRANLEMENT DES DENTS

CHAPITRE PREMIER

DE LA PRÉDISPOSITION HÉRÉDITAIRE A
L'INFLAMMATION DES GENCIVES, AU DÉCHAUSSEMENT
ET A L'ÉBRANLEMENT DES DENTS

La cause principale, essentielle, de l'inflammation des gencives, du déchaussement et de l'ébranlement des dents consiste dans une disposition que le sujet porte avec lui.

De deux individus placés identiquement dans les mêmes conditions de froid et d'humidité, l'un sera affecté d'une inflammation persistante, spéciale, des gencives, avec toutes les conséquences qu'elle comporte, déchausse-

ment, ébranlement, perte des dents;
l'autre en sera exempt, ou s'il éprouve
quelque chose d'analogue, ce sera légèrement.

Pareillement, de deux individus qui
n'auront aucun soin de leur bouche,
qui laisseront le tartre s'accumuler sur
leurs dents à la marge des gencives,
l'un sera affecté et l'autre ne le sera pas,
ce qui ne l'empêchera pas, toutefois,
d'avoir une bouche répugnante et le
plus souvent une altération de l'haleine.

Pourquoi cette différence? Parce que
l'un est disposé, et que l'autre ne l'est
pas : rien de plus simple et de plus manifeste.

Mais pourquoi cette disposition per-
sonnelle? s'est-elle produite chez le sujet
lui-même, sans antécédents de famille?

Il est difficile de le penser.

Cette disposition est le plus souvent

héréditaire. Un très-grand nombre de faits le démontrent jusqu'à l'évidence.

Bon nombre de personnes ignorent quel était l'état des dents et des gencives chez leurs ascendants médiats, c'est-à-dire chez leurs grand-pères et grand'mères paternels et maternels ; or, la disposition dont il s'agit, comme toutes les dispositions morbides héréditaires, comme le cancer, la goutte, par exemple, ménage souvent, ou, comme on dit, saute une génération. Il pourra donc arriver et il arrive que l'affection semble s'être développée sans antécédents de famille. Mais cela ne prouve rien contre les faits nombreux qui attestent l'influence de l'hérédité. Je résume ici quelques exemples de ce genre, choisis dans une foule d'autres que j'ai notés.

I. Mère d'une cinquantaine d'années

ayant perdu cinq grosses molaires et une incisive inférieure, toutes saines, je veux dire exemptes de carie, dans l'espace d'environ dix ans.

Père ayant de bonnes dents et les gencives saines.

Deux filles, dont l'une, âgée de vingt-deux ans, a les gencives rouges, engorgées, saignantes, avec un peu de décollement au niveau des incisives inférieures, *sans ébranlement des dents*.

L'autre fille, cadette, tient du père, et a les gencives et les dents en bon état.

Autant que je puis croire, d'après les renseignements qui m'ont été fournis, la forme de l'inflammation, chez la mère, était ulcéreuse. Chez la fille, la forme de l'inflammation est plutôt celle de l'engorgement avec décollement : à la vérité, le décollement n'est pas sans quelque rapport avec l'ulcération.

L'élixir solidifiant a amené une notable amélioration, l'on pourrait presque dire la guérison, chez la fille, qui n'a garde d'en cesser l'usage, par mesure de précaution, et qui a compris très-sensément qu'il vaut mieux, en tout état de cause, se servir d'un élixir qui peut prévenir le mal ou son retour que d'un élixir simplement agréable (quand il n'est pas nuisible).

Il a fallu, toutefois, pratiquer quelques scarifications, et chaque fois le saignement a été fort abondant. Les premières fois, le sang était très-foncé et d'une saveur désagréable; insensiblement ces caractères ont disparu, ce qui était déjà une preuve d'amélioration.

II. Grand-père ayant perdu presque toutes les dents de la mâchoire supérieure, par suite d'une inflammation des gencives. Les dents perdues étaient saines, à l'exception de deux, qui étaient atteintes de carie, en même temps que déchaussées et branlantes.

Le sujet avait consulté un grand nombre de dentistes et fait une foule de remèdes; il avait notamment, sur le conseil d'un de ses amis, ancien marin, contracté l'habitude de garder un peu de tabac dans sa bouche.

Tout cela n'avait pas empêché les dents de s'ébranler de plus en plus et de tomber; peut-être quelques-uns des moyens employés ne furent-ils pas sans contribuer au résultat final.

Finalement, il avait fallu en venir à l'usage d'un dentier, sans compter que la mâchoire inférieure était bien loin d'être dans un état satisfaisant.

Cet homme avait un fils et une fille.

Le fils avait déjà perdu quelques mo-

laires, et, de plus, toute la gencive inférieure, vis-à-vis des incisives et des
canines, était profondément décollée;
en pressant avec son doigt posé transversalement au-dessous de cette gencive, il en faisait sortir une ligne de pus,
et il se plaisait à en donner la démons-
tration, fût-ce pendant les repas.

La fille, âgée de plus de quarante ans,
avait aussi les gencives dans un pitoya-
ble état, et portait une pièce de plusieurs dents à la mâchoire supérieure;
et son fils, âgé d'environ quatorze ans,
avait déjà les gencives rouges et engorgées, sans ébranlement des dents.

C'est pour ce dernier que je fus consulté, et c'est ainsi que je fus mis au
courant des antécédents de famille.

J'entrepris le traitement par les scarifications et l'élixir solidifiant; mais il
fallait quelque persévérance, et la mère

se lassa au bout de peu de temps; à plus forte raison le jeune garçon.

Ce qui en résultera est facile à prévoir, à moins que la coquetterie légitime du jeune homme ne répare la négligence de la mère et de l'enfant, mais il sera déjà un peu tard.

III. Mère ayant perdu la plupart des grosses molaires, de l'âge de quarante à cinquante ans.

Elle avait commencé par éprouver cet agacement des gencives qui se fait sentir surtout dans l'intervalle des dents et porte les personnes ainsi affectées à tirer sur l'espace inter-dentaire par un mouvement de succion qui se fait avec bruit, comme pour entraîner une parcelle alimentaire; agacement de mauvais augure, comme je l'ai expliqué.

Cette dame avait fait aussi, suivant

l'ordinaire, grand usage du cure-dents;
et se plaignait d'avoir les gencives facilement saignantes.

Depuis la perte des grosses molaires,
elle ne souffrait plus, les gencives étant
saines dans le reste de leur étendue,
et les dents de devant étant même parfaitement régulières et remarquablement belles et fortes, comme d'ailleurs
celles qui étaient tombées.

Je note expressément qu'elle avait
beaucoup souffert des hémorrhoïdes,
circonstance que j'ai plusieurs fois ob-
servée chez les individus affectés d'inflammation des gencives, et qui avait
été également constatée par M. Marchal
de Calvi, au point que ce professeur regarde la gingivite expulsive comme
ayant un véritable rapport avec l'état
hémorrhoïdaire.

La dame dont je parle ici a eu trois

filles et un fils, tous remarquables par la beauté de leurs dents.

Des trois filles, l'aînée, âgée aujourd'hui de plus de soixante ans, les a conservées intactes et n'a jamais souffert des gencives.

Les deux autres filles (57 et 47 ans) ont successivement perdu la plupart des grosses molaires, non sans de vives et longues souffrances, la plus jeune plus tôt que la cadette, et il en est résulté, ainsi que chez la mère, une dépression sensible des joues, qui sont creuses, comme on dit vulgairement.

Enfin, le fils, âgé aujourd'hui de quarante-neuf ans, a perdu toutes les grosses molaires de la machoire supérieure, sauf une, la dernière à gauche, qui avait été ébranlée et s'est raffermie depuis l'extraction des dents voisines, qui entretenaient l'irritation ; en outre, il a été menacé de perdre une des incisives inférieures, et la dernière grosse molaire inférieure droite est légèrement ébranlée. C'est vers l'âge de quarante ans que le désordre a commencé.

Je n'ai eu connaissance de tous ces faits que par le fils, qui avait consulté les principaux dentistes de Paris, et n'a trouvé de soulagement et de guérison que par l'usage persévérant de l'élixir solidifiant, plus quelques scarifications selon le besoin, surtout au niveau de l'incisive inférieure menacée.

Le père, homme très-robuste et doué d'une grande force musculaire, n'avait jamais de sa vie souffert des gencives et avait les dents courtes et très-solides, au point qu'il lui arrivait souvent, par bravade ou par suite d'un pari, de soulever des poids très-lourds avec ses dents.

Des quatre enfants, un seul, la fille aînée, avait hérité de cette solidité de la denture, avec cette circonstance singulière et contradictoire que les dents avaient la longueur, la beauté et, en tous points, la disposition de celles de la mère. Les trois autres enfants, malheureusement, avaient pris du côté maternel, et chez tous, chez les enfants comme chez la mère, l'affection s'est particulièrement concentrée sur les grosses molaires de la mâchoire supérieure.

Je possède un grand nombre de faits du même genre ; mais ceux que je viens de rapporter sommairement suffisent pour donner une idée de l'influence de l'hérédité sur la production des affections qui font le sujet de cette étude, et une plus longue énumération serait superflue.

La connaissance de cette grande influence de l'hérédité n'est pas un objet de simple curiosité scientifique, et je n'y aurais pas tant insisté s'il n'en découlait pas une conséquence pratique de la plus haute importance.

Il est toujours difficile, assurément, de détruire une disposition native; pourtant on y peut parvenir, et, dans tous les cas, on peut l'affaiblir extrêmement, au grand avantage de celui qui la porte, et la maintenir à l'état de disposition sans effet sensible, ce qui est déjà un beau résultat.

Dans le cas particulier dont il s'agit, le moyen de prévenir les conséquences de l'hérédité consiste à avoir le plus grand soin de la bouche au point de vue de la propreté, et à faire usage de l'élixir solidifiant dès l'enfance.

N'est-ce donc pas un grand avantage,

pour des parents, de savoir qu'il existe un moyen d'empêcher leurs enfants de souffrir de l'affection qui les a tant tourmentés et obsédés ?

Car l'expression n'est pas trop forte, et souvent, je dirai même généralement, les maladies des gencives avec déchaussement et ébranlement des dents, mauvais goût de la bouche et mauvaise odeur de l'haleine, causent une véritable obsession, qui trouble la vie de ceux qui en sont affectés, agit sur leur moral très-péniblement et les attriste.

Comment concevoir, dès lors, qu'une pareille disposition chez l'enfant puisse être négligée par les parents? A quoi leur sert leur propre expérience? Est-il possible qu'ils laissent ceux qui leur sont le plus chers exposés à des souffrances et à des ennuis dont ils ne connaisssent que trop l'amertume?

Encore s'il s'agissait d'opérations douloureuses, de l'application d'appareils
difficiles à supporter! Mais non; tout se
réduit à maintenir la propreté des dents
et à prendre, matin et soir, ou au moins
le matin, un bain de bouche de quelques
minutes, avec l'élixir solidifiant étendu
d'eau tiède.

Souvent on reconnaît la disposition
existante, même dans le jeune âge, à la
rougeur et à un léger engorgement des
gencives.

Mais le contraire peut avoir lieu,
c'est-à-dire que les gencives peuvent
être admirablement saines, tandis que
la disposition existe positivement et écla-
tera dans la jeunesse ou l'âge mûr.

Aussi, le plus sûr, lorsque la maladie a
sévi sur les ascendants, est-il de soumettre
les enfants indistinctement aux simples
précautions que je viens d'indiquer.

CHAPITRE II

DE L'INFLUENCE DU FROID, DU FROID HUMIDE
ET DU CLIMAT,
SUR LA PRODUCTION DE L'INFLAMMATION DES GEN-
CIVES, ET SUR LE DÉCHAUSSEMENT
ET L'ÉBRANLEMENT DES DENTS

CHAPITRE II

DE L'INFLUENCE DU FROID, DU FROID HUMIDE
ET DU CLIMAT,
SUR LA PRODUCTION DE L'INFLAMMATION DES GENCIVES,
ET SUR LE DÉCHAUSSEMENT
ET L'ÉBRANLEMENT DES DENTS

Voilà encore une influence dont peu de personnes se rendent compte, et contre laquelle, par conséquent, on se met rarement en garde. Volontiers même on plaisanterait ceux qui lui accordent l'importance qu'elle mérite.

On expose sa tête nue aux intempéries, on reçoit, par tous les temps et toutes les saisons, l'air à flots sur le visage,

dans les promenades en voiture découverte; on se chausse légèrement, et l'on
a toujours, invariablement, les pieds
froids; et, comme il n'en résulte rien
de fâcheux pour le moment, on continue, et l'on se moque des avertissements.
Puis viennent les caries dentaires, les
fluxions, les abcès, les maladies des gencives, le déchaussement, l'ébranlement
des dents, et l'on s'en étonne et l'on
prétend qu'on ne sait à quoi les attribuer! Car il y a bien peu de gens qui
sachent rattacher les effets à leurs causes,
même les plus évidentes.

Il est bien certain que le froid humide n'agit pas de la même manière sur
tout le monde, et que bon nombre d'individus n'en ressentent pas l'influence
défavorable. C'est même ce qui trompe,
et ce qui fait qu'on ne croit pas à cette
influence et qu'on la brave. Mais il en

est de même de toutes les causes de maladie; aucune n'agit indistinctement sur tous ceux qui s'y exposent. Dans une épidémie, tous les habitants respirent le même air, et tous ne sont pas atteints par le fléau.

C'est ici qu'intervient la prédisposition, et voici comment il faut le comprendre. Un individu prédisposé à la carie dentaire ou aux maladies des gencives, subira plus tôt ou plus tard, légèrement ou gravement, ou même pourra ne pas subir du tout les effets de cette prédisposition, probablement héréditaire, suivant qu'il s'exposera aux causes dites occasionnelles ou déterminantes qui peuvent la développer, ou qu'il les évitera avec soin.

M. le professeur Marchal de Calvi attribue une si grande importance au froid humide, qu'il regarde la maladie

11.

comme *catarrhale*, ainsi qu'on le verra plus loin, par un extrait que je lui emprunterai, c'est-à-dire comme étant analogue, par exemple, à ces *angines* et à ces *bronchites* qui se développent et se reproduisent sous l'influence des intempéries.

L'influence du froid humide se montre avec la plus grande évidence et sur une grande échelle, dans certaines contrées, sur des populations entières. En basse Normandie, particulièrement sur les côtes, où j'ai eu occasion de faire divers séjours en été, j'ai été frappé du grand nombre d'individus, même jeunes, qui ont les dents et les gencives en mauvais état; on pourrait avancer que c'est le fait général dans cette belle et riche province.

J'ai entendu attribuer ce fait à l'usage du cidre; mais il n'existe pas dans d'autres pays où cette boisson est usuelle également, à Franconville, par exemple, tout près de Paris, où le pommier à cidre est aussi en honneur qu'en Normandie, aussi abondant, aussi chargé de fruits, et où l'on fait grande consommation de cidre, qui est la boisson de tous les jours pour un grand nombre de familles.

D'autre part, je pourrais citer plusieurs localités du nord ou du centre, de grandes villes, remarquables par l'humidité qui y règne, et d'où il me vient journellement des consultants pour maladies des gencives, déchaussement et ébranlement des dents. C'est même une circonstance qui m'a beaucoup frappé et qui a appelé mon attention d'une manière toute spéciale sur ce point.

Ceux qui seraient disposés à contester

l'influence du froid humide sur le développement de l'affection en auront la preuve à leur détriment s'ils viennent à être atteints personnellement, attendu que, nécessairement, la même circonstance qui concourt à produire le mal est très-efficace pour l'entretenir et l'aggraver. Ainsi, dès qu'une gencive est affectée, comme lorsqu'une dent est cariée, si le sujet s'expose à un refroidissement, la fluxion survient avec une promptitude, on pourrait dire, une soudaineté tout à fait démonstrative, et le pire, c'est que l'affection gingivale, si c'est elle qui préexistait, en est singulièrement aggravée. Une dent est légèrement dénudée par suite d'une inflammation encore très-circonscrite de la gencive, mais elle n'est aucunement ébranlée; une fluxion se produit, un abcès se forme, et tout aussitôt on s'aperçoit que la dent, qui était solide, vacille manifestement. Or, pourquoi la fluxion s'est-elle produite? Parce que l'air froid a agi sur la gencive malade, et que, par suite, l'irritation s'est étendue au tissu cellulaire voisin.

Voici deux cas que je cite, parce que je viens de les observer, mais il s'en présente tous les jours de pareils en grand nombre.

Un de mes clients, qui a une grosse molaire (la première) déchaussée, va dîner à la campagne, et il est placé à table de manière à recevoir l'air d'une fenêtre ouverte sur la joue du côté malade; le lendemain, il sent de la raideur dans cette joue, un peu de sensibilité à la pression sur l'os de la mâchoire au-dessus de la dent déchaussée, et le surlendemain il a une grosse fluxion s'étendant jusqu'à la paupière, qui est gonflée, et rétrécit l'ouverture de l'œil.

Un autre de mes clients, dans le même cas que le précédent, va, du samedi au lundi, faire une visite à sa famille, aux bains de mer. Il fait une promenade en voiture découverte et revient le soir tard ; il reçoit pendant plus d'une heure le vent de mer sur le côté du visage correspondant à une dent dénudée et déjà vacillante. La nuit même, il est réveillé par une douleur qui, de ce point, s'étend jusqu'à l'oreille, et, le lendemain, la fluxion est déclarée. L'abcès se forme, et, à partir de ce moment, ou plutôt de l'ouverture de l'abcès, qui se fait spontanément, la dent s'ébranle de plus en plus et se déchausse irréparablement.

Voilà, certes, des cas dans lesquels la cause est aussi évidente que possible. Mais que peuvent les exemples les plus probants contre l'incurie et l'imprudence, et contre cette apathie qui empêche l'esprit de saisir avec force les rapports les plus simples des faits entre eux?

On ne peut douter que le froid qui entre par les oreilles n'ait souvent une influence très-marquée sur les inflammations des gencives. J'ai eu cent occasions de le constater.

Ce n'est pas que l'air lui-même puisse pénétrer par les oreilles, puisque la membrane du tympan, tendue à l'extrémité du conduit auditif, lui ferme hermétiquement l'accès.

C'est même, je le dis en passant, un sujet d'admiration pour la nature prévoyante ou plutôt pour celui qui l'a créée, de voir avec quel soin merveilleux l'oreille interne, où réside le nerf si délicat qui reçoit l'impression des sons, a été garantie du contact immédiat de l'air extérieur, et par là des vicissitudes atmosphériques. En effet, c'est par l'intérieur, par la trompe d'Eustache, qui s'ouvre d'une part dans l'oreille, et, de l'autre, dans l'arrière-gorge, que l'air, déjà chauffé et à une température constante, entre dans l'oreille, comme il est facile de s'en assurer par le moindre mouvement de déglutition, en avalant sa salive, ce qui donne lieu à un petit claquement que l'on entend des deux côtés de la gorge et qui annonce l'entrée de l'air dans les deux trompes, une pour chaque oreille.

Ainsi, l'air froid n'entre pas dans les oreilles ; mais *l'impression du froid* y pénètre, ce qui n'est que trop suffisant et influe extrêmement, suivant l'opinion de M. Marchal de Calvi, sur laquelle il appuie avec insistance, tant sur les maux de gorge et sur les névralgies de la tête que sur les maladies des gencives.

L'indication qui résulte de cette circonstance est facile à déduire, et il est aussi facile d'y satisfaire, comme je le dirai dans la troisième partie de ce Traité.

Je me suis arrêté assez longuement à parler de l'influence pernicieuse du froid, spécialement du froid humide, soit sur le développement des maladies des gencives, soit, quand elles se sont développées, sur leur aggravation et leurs progrès, et il me semble que je ne l'ai pas fait encore avec assez de force et de détails, tant je suis suis convaincu que c'est une des principales causes du déchaussement et de l'ébranlement, toutefois après la prédisposition, qui est la première, et pour ainsi dire la cause essentielle.

Que d'affections des gencives seraient prévenues, ou, une fois produites, seraient arrêtées ou modérées dans leur marche, si ceux qui y sont disposés ou en sont atteints, voulaient bien se pénétrer de cette vérité et y conformer leur conduite par de sages précautions!

Ce que j'en dis est bien dans l'intérêt, et uniquement dans l'intérêt des malades, car la cause dont il s'agit est très-positivement une de celles qui procurent à la profession le plus d'occupations et le plus de profits.

CHAPITRE III

DE L'INFLUENCE DU DIABÈTE
SUR LES MALADIES DES GENCIVES, SUR LE DÉCHAUS-
SEMENT ET L'ÉBRANLEMENT DES DENTS

CHAPITRE III

DE L'INFLUENCE DU DIABÈTE
SUR LES MALADIES DES GENCIVES, SUR LE DÉCHAUS-SEMENT ET L'ÉBRANLEMENT DES DENTS

L'inflammation fongueuse, ulcéreuse, suppurante, le ramollissement des gencives, avec déchaussement, ébranlement graduel et définitivement chute des dents, intactes ou par morceaux, sont communs dans le diabète. On en jugera par l'extrait que j'emprunte à l'ouvrage de M. Marchal de Calvi, sur le diabète, ouvrage que je ne me permettrai pas de louer, mais qui sera bientôt dans les mains de tous médecins, et que beaucoup de gens du monde voudront connaître (1).

Je cite textuellement :

« De toutes les lésions de la bouche, liées au diabète, la plus ordinaire et la plus tranchée est ce ramollissement fongueux des gencives qui fait tomber les dents les plus saines, et que Bardsley avait signalé dès 1807. C'est, sans nul doute, un des accidents les plus communs du diabète. D'abord, je n'avais pas été frappé de son extrême fréquence;

(1) *Recherches sur les accidents diabétiques et Essai d'une théorie générale du diabète*, par le docteur MARCHAL DE CALVI, agrégé à la Faculté de médecine de Paris, ex-professeur et ex-médecin principal à l'hôpital de perfectionnement du Val-de-Grâce, etc. Gr. in-8° de 658 pages, chez ASSELIN, place de l'École-de-Médecine. L'auteur expose dans la première partie l'histoire des accidents gangréneux diabétiques, qu'il a découverts, et développe, dans la seconde, une théorie basée sur les faits, dans laquelle il démontre l'assimilation du diabète à la goutte et à la gravelle;

aujourd'hui j'ai eu tant d'occasions de l'observer que, lorsqu'il se présente, je ne manque jamais d'examiner les urines.

« J'avais été très-lié avec un homme qui a occupé une grande position dans le monde des arts, et dont la perte a été un deuil public. Très-actif, donnant une quantité considérable de travail d'esprit dans divers genres, il était doué d'un bel appétit. (Le grand appétit est un symptôme fréquent du diabète.) Depuis plusieurs années, il maigrissait, sans autre lésion apparente qu'une gingivite expulsive, qui le tourmentait beaucoup. Habitué à se rendre compte de toutes choses, et n'étant pas sans avoir lu quelques livres de médecine, il considérait cette maladie comme une sorte de phthisie des gencives. Ses dents s'ébranlaient et tombaient. Vivant dans un autre quartier que le sien et dans un autre milieu, j'avais été longtemps sans le rencontrer, lorsque j'appris qu'il était parti pour Nice, où il ne tarda pas à succomber à la phthisie pulmonaire diabétique. Si l'on avait su ce que l'affection gingivale pouvait signifier, on aurait sans doute, par le traitement antidiabétique, prolongé de quelques années la vie d'un homme éminent.

« Tout récemment, un individu, âgé de quarante ans environ, gras, peu coloré, me consultait pour un ramollissement fongueux des gencives avec ébranlement de plusieurs dents, et ne me parlait pas d'autre chose ; je l'interrogeai, néanmoins, dans le sens du diabète, et il m'apprit qu'effectivement il avait depuis longtemps une grande faiblesse musculaire et avait soif outre mesure : ses urines contenaient 33 grammes de glycose par litre.

« Il est inutile de rappeler ici tous les cas que nous avons rapportés à d'autres titres et dans lesquels existait l'affection gingivale dont il s'agit. On se rappelle, entre autres, celui du colonel C..., sujet de la belle observation de M. Gimelle. L'affection peut subsister après la chute même des dents, comme on l'a vu chez la femme Houssard, sujet de la deuxième observation de M. Leudet.

« Si fréquente que soit l'inflammation fongueuse des gencives chez les diabétiques, ce serait une erreur de croire qu'elle se lie toujours, ou même dans le plus grand nombre des cas, au diabète. C'est une espèce morbide très-commune, si commune qu'après l'âge de quarante ans elle fait certainement perdre plus de dents que la carie dentaire, mais dont il existe plusieurs variétés étiologiques, parmi lesquelles la variété diabétique, quoique très-fréquente, ne serait pas la plus fréquente.

En d'autres termes, j'ai vu très-souvent le ramollissement fongueux des gencives dans le diabète; mais je l'ai vu encore plus souvent sans le diabète. Dans ce dernier cas, il existe généralement chez des individus qui ont souvent les urines chargées, des hémorrhoïdes ou des manifestations dartreuses, se montre très-particulièrement héréditaire, et revêt, en outre, un caractère catarrhal décidé, en ce sens que le froid, surtout le froid humide, l'influencent de la manière la plus tranchée.

« Le ramollissement fongueux ou inflammation fongueuse des gencives, ou gingivite expulsive, donne lieu à des fluxions, s'accompagne d'une exsudation purulente continuelle entre les dents et les gencives (*pyorrhée alvéolo-dentaire* de M. Désirabode), produit la mauvaise odeur de la bouche, occasionne généralement de vives souffrances, gêne toujours et quelquefois extrêmement la mastication, entraîne la chute des dents les plus saines, et souvent démantelle littéralement là bouche. Contre une telle affection, dont, en outre, les effets sont déplorables au point de vue de la forme, et à laquelle beaucoup de gens préféreraient les chances d'une maladie dangereuse, il n'existait, à proprement parler, aucun traitement. J'en eus la preuve en accompagnant un de mes clients, qui en était atteint, chez le dentiste le plus accrédité de Paris, lequel ne lui laissa aucun espoir et lui déclara même, après lui avoir extrait deux grosses molaires parfaitement intactes, quoique profondément déchaussées et vacillantes, que probablement toutes ses dents tomberaient ou devraient être extraites l'une après l'autre.

M. Marchal de Calvi revient sur l'état des gencives chez les diabétiques dans l'une des propositions qui terminent son ouvrage et que voici :

« Tout homme gras et robuste, qui mange et boit bien, qui est sujet aux furoncles, qui, surtout, a eu des anthrax, dont le caractère change, *qui a les gencives ramollies*, qui a souffert de la gravelle, du lombago, de la sciatique, est suspect d'avoir le diabète, et l'on ne peut trop se hâter de s'en assurer ; à plus forte raison s'il maigrit et s'affaiblit. »

Depuis que mon attention a été appelée sur ce point important, j'ai eu occasion de voir plusieurs individus affectés d'inflammation fongueuse des gencives avec déchaussement et ébranlement des dents, et qui étaient en même temps diabétiques, sans que leur santé générale parût attaquée, et sans que l'on pût se douter et qu'eux-mêmes pussent avoir l'idée qu'ils portaient en eux un si redoutable ennemi : redoutable quand on ignore sa présence ; car, autrement, d'après les faits rapportés par l'auteur, la maladie est parfaitement curable, à la seule condition d'une certaine alimentation dont on peut même se relâcher au bout de quelque temps, lorsque la maladie a été maîtrisée ; quitte à rechercher de temps à autre si le sucre ne reparaît pas dans les urines ; car, comme le dit M. Marchal, aucune maladie n'est plus insidieuse que le diabète, et « dans aucune, l'apparence n'est plus trompeuse ; dans aucune, la mort n'est plus habile à dissimuler ses coups. »

L'affection des gencives avec perte des dents existait dans le cas suivant, com-

muniqué à M. Marchal de Calvi par
M. le docteur Alquié, membre du Conseil
de santé, médecin inspecteur des eaux
de Vichy.

« Je donne des soins depuis vingt ans
à une dame aujourd'hui octogénaire,
qui a le diabète, et dont le cas vous in-
téressera doublement, attendu qu'elle a
été longtemps et qu'elle est encore affectée de cette inflammation suppurative et
ulcéreuse des gencives, avec ébranlement et perte des dents, que vous avez
décrite sous le nom de *gingivite expulsive*. La malade a un fils de cinquante
ans, également diabétique. »

On voit par ce fait que le diabète, lorsqu'il est reconnu et convenablement
traité, n'empêche pas toujours les malades de parvenir à un grand âge, et l'on

y voit aussi que cette affection, qui n'a paru si grave que parce qu'on la méconnaissait habituellement, peut être héréditaire; ce dont l'auteur rapporte diviers exemples.

Dans le cas de M. le docteur Gimelle, rapporté par M. Marchal, et dont il est question plus haut, cas dans lequel, sous l'influence du diabète *longtemps méconnu*, un pied tout entier tomba pièce à pièce par l'effet d'une ulcération à pic le détruisant dans toute son épaisseur (1), voici ce qui eut lieu du côté de la bouche :

« Les gencives devinrent molles, rou-

___

(1) Ces faits de destruction par l'ulcération, par l'inflammation gangréneuse, par la gangrène, sont la grande découverte dont la science est redevable à M. Marchal de Calvi, comme elle lui doit aussi la véritable théorie du diabète.

geâtres; la salive était épaisse et peu abondante; la bouche exhalait une odeur fétide. Ni les toniques, ni les excitants ne purent empêcher la marche long-temps progressive de ces accidents. Les dents tombaient successivement d'elles-mêmes et sans douleur. »

Dans un autre cas communiqué à M. Marchal de Calvi par M. Leudet, professeur de l'École de médecine de Rouen, la maladie des gencives persistait après la chute des dents, chose rare et exceptionnelle; « la mastication était difficile pour les corps solides, les dents de la femme Houssard étaient tombées long-temps avant la maladie actuelle, et les gencives n'étaient pas assez fermes pour permettre la mastication. »

Le fils d'un diabétique qui était mort

après avoir perdu toutes les dents sous l'influence du diabète, et cela depuis longues années, avait les gencives inférieures engorgées, molles et saignantes, au niveau des incisives, et ses dents étaient écartées et déjà vacillantes. Ce jeune homme, âgé seulement de vingt ans, n'était aucunement diabétique. Il avait donc hérité de la disposition locale, et non de la disposition générale : du moins, quant à cette dernière, il n'y paraissait pas encore. Ce cas a été observé par M. Marchal de Calvi, qui a bien voulu m'adresser le malade.

En résumé, toutes les fois que l'on se trouve en présence d'un cas de ramollissement des gencives, avec ébranlement ou perte des dents, et quoique cette affection existe souvent, même le plus souvent sans le diabète, il faut penser à la possibilité de cette dernière maladie, et procéder aux interrogations et investigations nécessaires. Seulement ceci concerne le médecin et non le dentiste, qui ne peut que diriger l'attention du consultant sur cette possibilité, avec ménagement et précaution, pour ne pas l'inquiéter outre mesure. Il vaut mieux, dit justement M. Marchal, multiplier les investigations négatives que de négliger un seul cas où la recherche du sucre aurait donné un résultat positif et fait reconnaître une maladie qui n'a tant de gravité que parce que généralement on ne la reconnaît que lorsqu'elle a eu le temps de disposer l'organisme aux plus grands et aux plus irréparables désastres : « C'est, dit encore l'auteur que je viens de citer, une des grandes singularités de la médecine que cette méconnaissance habituelle du diabète jusqu'à nos jours. » La maladie des gencives qui fait l'objet de ce traité, et dont on vient de voir la signification possible, aura pour effet d'aider souvent le médecin à reconnaître le diabète, et ce n'est pas un mince résultat.

CHAPITRE IV

DE L'INFLUENCE DE DIVERSES AUTRES CIRCONSTANCES SUR LES MALADIES DES GENCIVES, SUR LE DÉCHAUSSEMENT ET L'ÉBRANLEMENT DES DENTS

CHAPITRE IV

DE L'INFLUENCE DE DIVERSES AUTRES CIRCONSTANCES
SUR LES MALADIES DES GENCIVES, SUR LE DÉCHAUSSEMENT ET L'ÉBRANLEMENT DES DENTS

ARTICLE PREMIER

De l'influence du tartre dentaire sur la production des maladies des gencives.

Dans un article spécial de la première partie, j'ai considéré le tartre dentaire surtout comme effet de l'inflammation des gencives; mais j'ai pris soin d'avertir qu'il pouvait, inversement, occasionner cette même inflammation et l'entretenir.

Dans l'article *Tartre dentaire* du

Dictionnaire de Nysten (11ᵉ édition) que je rapporterai textuellement, l'influence du tartre sur la production de l'inflammation des gencives et de l'inflammation des gencives sur la production du tartre est très-explicitement signalée. Je crois cependant, avec M. Marchal de Calvi, que si, en effet, le tartre est susceptible de produire, à lui seul, une irritation habituelle de la marge des gencives, il ne pourrait pas, *sans la prédisposition*, donner lieu au degré le plus élevé de la maladie, avec déchaussement et ébranlement des dents. J'ai vu, pour mon compte, nombre de gens n'ayant aucun soin de leur bouche, qui avaient des dépôts considérables de tartre ancien d'une extrême dureté, et qui n'avaient les dents ni déchaussées ni ébranlées; et cela, nécessairement, parce que la disposition à l'inflammation

fongueuse et au ramollissement des gencives et du périoste alvéolo-dentaire
n'existait pas chez eux. Seulement, lorsque cette disposition existe, le tartre
agit très-énergiquement en qualité de
cause occasionnelle ou déterminante;
et quand l'inflammation est développée,
à son tour elle exagère la production
du tartre. C'est un cercle vicieux où
l'effet devient cause et la cause effet, ce
qui se voit souvent en médecine. (Marchal de Calvi.)

Je cite maintenant l'article du *Dictionnaire de Nysten.*

« *Tartre dentaire.* Enduit, d'abord
limoneux, blanchâtre ou jaunâtre, qui
s'amasse au collet des dents, se durcit
et forme à la base de la couronne une
incrustation phosphato-calcaire qui finit
par en environner la surface si l'on n'a
pas le soin de l'enlever.

« Le tartre dentaire est formé, d'après Berzélius, de 70,0 de phosphate terreux, 12,5 de mucus, 1,10 de matière salivaire et 7,5 d'une matière animale soluble dans l'acide chlorhydrique.

« Quelques auteurs ont admis des glandes (*glandes tartariques*) qui auraient la propriété de sécréter le tartre des dents. L'observation anatomique a montré qu'elles n'existent pas.

« Le tartre des dents, chez l'homme et chez le chien, est un dépôt anormal et accidentel des sels de la salive altérée, surtout quant à sa substance organique ou ptyaline, qui joue un rôle dans la dissolution de ces sels.

« Sa formation est le signe d'un trouble de la sécrétion salivaire dû le plus souvent à une perturbation des usages de l'estomac, ou à une lésion de la muqueuse buccale.

« Le tartre détermine une congestion des gencives, qui réagit défavorablement, à son tour, sur la sécrétion salivaire, et qui amène le déchaussement des dents, leur ébranlement, l'inflammation du périoste alvéolo-dentaire et hâte la chute de ces organes. On doit le faire enlever lorsqu'il se forme, et en prévenir le dépôt en lavant les dents une ou plusieurs fois par jour. »

On comprend bien, puisque les maladies de l'estomac s'expriment souvent par des enduits de la langue, plus ou moins tenaces, plus ou moins chargés, qu'il en doive résulter un changement dans les liquides de la bouche, une augmentation de leurs matériaux solides, et par suite la formation du tartre à la surface des dents. Il est même probable que le tartre varie suivant le genre de maladie de l'estomac, un état bilieux, par exemple, devant donner autre chose qu'un état muqueux.

Toutefois, je connais particulièrement des personnes qui ont un mauvais estomac, des digestions longues, pénibles, souvent des vomissements, une notamment dont la digestion est si laborieuse, si lente, qu'elle ne peut faire qu'un seul repas dans les vingt-quatre heures, à midi, et qui ont de très-belles dents, faciles à entretenir, et sans aucune apparence de tartre.

Chez certains individus il se produit, surtout à la face interne des dents, une couche mince de tartre noir extrêmement adhérent, qui les *encrasse* et qui se dépose également dans les anfractuosités de la surface triturante, d'où il est très-difficile de l'extraire.

Ce n'est point seulement chez les fumeurs que cela se présente; chez eux, rien de plus explicable; mais chez les autres, d'où peut provenir cette coloration d'un noir foncé?

J'ai un client qui ne fume pas, qui a été affecté du ramollissement gingival avec perte de plusieurs grosses molaires à la mâchoire supérieure, et dont les dents restantes sont remarquablement belles, mais qui a toutes les peines du monde à se préserver de la reproduction de cet enduit noir, particulièrement en dedans et en bas.

Il est aisé de se rendre compte que ce soit particulièrement sur les dents inférieures que le tartre se dépose, puisque c'est en bas que stagnent le plus longtemps les liquides de la bouche, en raison de leur propre poids.

Quant à la nécessité de prévenir le dépôt du tartre, on ne saurait y pourvoir en *lavant* simplement les dents, fût-ce « plusieurs fois par jour. » Il y faut des moyens autrement efficaces, comme on le verra dans la troisième partie.

ARTICLE DEUXIÈME

De l'influence de l'état de l'estomac sur les maladies des gencives.

On vient de voir que, par l'intermédiaire du tartre dentaire dont ils favorisent la production, certains états de l'estomac influent sur le développement des maladies des gencives; mais il existe, en outre, une influence directe de l'état de l'estomac sur celui des gencives.

On sait aujourd'hui que, pendant la digestion, l'estomac est dans un état de congestion, sa membrane interne ou muqueuse recevant alors plus de sang que dans l'état de vacuité. On a pu s'en assurer sur l'homme même, chez un Canadien au service d'un médecin, le docteur Beaumont. Ce Canadien avait reçu un coup de fusil dans la région de l'estomac, et il lui était resté une large fistule gastrique, à travers laquelle on voyait ce qui se passait dans l'intérieur de l'organe.

Si l'action de l'estomac, dans la digestion, exagère l'afflux du sang dans ce viscère, on comprend que, plus cette action sera intense et prolongée, c'est-à-dire plus l'organe sera chargé d'aliments, plus la congestion elle-même sera intense.

Or, il existe une sympathie des plus évidentes, d'une manière générale, entre les différentes pièces d'un appareil, et, spécialement en ce qui concerne l'appareil digestif, entre l'estomac et la bouche. C'est ainsi que la congestion de l'estomac, plus forte chez les gens dont l'alimentation est surabondante et en

même temps très-stimulante, se répéte-
rait dans la membrane muqueuse buccale, et amènerait une augmentation de
l'inflammation gingivale.

Je ne prétends pas que cette circonstance puisse produire de toutes pièces
le ramollissement fongueux avec ses
conséquences extrêmes ; je dis seulement qu'elle y ajoute, et je le dis d'après
ce que j'ai observé sur plusieurs malades.

D'ailleurs, même en faisant abstrac-
tion de la sympathie qui existe entre
l'estomac et la bouche, il suffit, d'une
manière générale, que l'affection soit de
nature inflammatoire, pour que les excès
de table doivent l'augmenter.

Il est curieux de voir une condition
absolument inverse, la vacuité de l'estomac, quand elle se prolonge outre
mesure, dans l'état de santé, et le besoin

de prendre de la nourriture, donner lieu à un effet semblable, au moins dans une certaine mesure ; car il est impossible d'attribuer à autre chose qu'une congestion légère et fugace la mauvaise odeur de la bouche qui se produit généralement dans ces circonstances et qui est très-marquée chez certaines personnes.

ARTICLE TROISIÈME

De l'influence des dentifrices sur la production des maladies des gencives.

Voilà encore un sujet qui mérite une grande attentien, un sujet d'importance majeure, et dont personne ne s'occupe, ni les malades, ni les médecins.

Quand je dis personne, je vais trop loin, car il m'est arrivé quelquefois d'entendre des consultants accuser hautement et justement les dentifrices dont ils avaient fait usage, sinon d'avoir occasionné la maladie des gencives dont ils étaient affectés, du moins de l'avoir aggravée.

C'est le cas d'une dame à laquelle je donne des soins en ce moment même, et qui attribue avec raison à un élixir très-aromatique et très-fort dont elle s'est servie, un surcroît d'irritation des gencives et un mauvais goût de la bouche qu'elle n'avait jamais senti.

Plus une poudre dentrifice est efficace pour nettoyer les dents, et plus elle est suspecte. Cette proposition semblera paradoxale, et j'ai besoin de l'expliquer. Je ne dis pas qu'une pareille poudre, par cela même qu'elle nettoie bien et blanchit les dents, est *mauvaise* et *nuisible;* je dis seulement qu'elle est *suspecte,* en d'autres termes, qu'il y a lieu de rechercher si elle ne doit pas cette propriété à des substances irritantes pour les gencives, ce qui est malheureusement l'ordinaire.

Souvent on blanchit ses dents et on rougit ses gencives.

Je ne le dis pas pour le plaisir de faire

une opposition de mots; je le dis pour exprimer ma profonde conviction que, très-souvent, même communément, les poudres les plus efficaces pour les dents et les plus réputées exercent l'influence la plus défavorable sur les gencives.

Il en est de même des élixirs. Pour la plupart, et sauf minime exception, ils sont simplement agréables et dès lors indifférents, ou actifs et dès lors nuisibles.

Le public ne se figure pas ce qu'on lui débite sous ce nom d'élixir, et il y met lui-même une déplorable légèreté. Pourvu qu'une EAU ait une jolie petite couleur rouge, un bon petit arome, qu'elle morde un peu, pas trop, mais assez, on ne lui en demande pas davantage, et sa fortune est faite.

Comme s'il était difficile de mettre ce qu'il faut de carmin et d'essence dans une certaine quantité d'alcool !

On tient à ses dents, et beaucoup, on tient à ses gencives; et cela n'empêche pas qu'on entre chez le premier parfumeur venu, sans savoir s'il sait ou ne sait pas, s'il a observé par lui-même, s'il se doute de ce que c'est que les gencives et les affections diverses dont elles peuvent être atteintes; on prend ce qu'il débite; sa drogue, après avoir excité vivement la muqueuse, procure une sorte de fraîcheur, ce qui est bien naturel après la réaction, et l'on ne se dit pas que c'est le premier effet, la réaction, qui compte, et qu'à force de réactions répétées tous les matins, on arrive tout doucement à la congestion, puis à l'inflammation ! Trop heureux si l'on n'insiste pas d'autant plus sur le topique qu'il exerce des effets plus fâcheux !

On ne peut s'étonner de ces résultats

quand on sait comment ces produits sont préparés, souvent par un homme de peine, étranger aux plus simples notions, passant sa vie à faire des mélanges de poudres et de liquides, sans autre guide que lui-même, sans autre principe que l'habitude et la routine, sans surveillance et sans responsabilité.

Est-ce ainsi que l'on peut obtenir un produit d'une véritable utilité? Non, assurément; c'est en y travaillant de ses mains, en faisant tout par soi-même, en ne donnant rien au hasard, en combinant les proportions avec une exactitude mathématique, en y pensant toujours, et en cherchant sans cesse à perfectionner son œuvre.

Quelques personnes se servent de tabac en poudre pour nettoyer leurs dents, avec l'espoir de raffermir leurs gencives irritées; il n'y a pas de plus sûr moyen d'augmenter rapidement l'irritation. Quant à l'usage de la pipe ou du cigare, s'il ne va pas jusqu'à l'abus, je ne crois pas qu'il soit nuisible ; peut-être même est-il utile dans une certaine mesure pour pallier la mauvaise odeur de la bouche.

TROISIÈME PARTIE

SOINS ORDINAIRES DE LA BOUCHE. MOYENS DE PRÉVENIR ET DE TRAITER LES MALADIES DES GENCIVES, LE DÉCHAUSSEMENT ET L'ÉBRANLEMENT DES DENTS

CHAPITRE PREMIER

SOINS ORDINAIRES DE LA BOUCHE

CHAPITRE PREMIER

SOINS ORDINAIRES DE LA BOUCHE

Règle générale, les personnes qui ont la bouche saine agissent comme si elle ne pouvait jamais devenir malade. Du reste, il en est de même pour toutes les maladies : on ne les prévoit pas, ou on ne les prévoit guère. Celui qui est né de parents goutteux et qui aura la goutte, tant qu'il n'en a pas été atteint, tant qu'il est libre de ses mouvements et exempt de douleur, agit, boit et mange comme si la menace ne devait jamais se réaliser.

14

On a vu, dans le premier chapitre de la deuxième partie, consacré à la *prédisposition héréditaire*, qu'il y a nécessité absolue, impérieuse, et, en quelque sorte, cas de conscience, pour les parents affectés de maladies des gencives, avec déchaussement et ébranlement des dents, de prendre les précautions les plus minutieuses pour éviter la reproduction du mal chez leurs enfants.

D'un autre côté, la tendance à la production du tartre dentaire fait une loi générale des soins à donner à la bouche.

Cette tendance, très-commune, est beaucoup plus marquée chez ceux qui vivent largement et ont un régime succulent que chez ceux qui vivent sobrement et frugalement : différence extrêmement remarquable, qui prouve combien la digestion stomacale et l'état de l'estomac ont d'influence sur la production du dépôt tartarique.

Il ne paraît pas que les animaux vivant à l'état libre, ou mieux à l'état naturel, aient jamais de tartre dentaire, tandis que les chiens en ont. C'est que le chien participe de la vie de l'homme, mange plus et autrement qu'il ne devrait manger, tandis que l'animal à l'état libre vit selon les lois de son instinct et de la nature, mangeant ce qu'il doit manger et autant qu'il doit manger, sans excès, selon le besoin, qui est sa mesure.

De deux individus dont l'un fait habituellement des excès de table et dont l'autre vit sobrement, toutes choses égales (et sauf exception), le premier a donc besoin de soins plus attentifs et plus assidus pour sa bouche.

Mais tout le monde, indistinctement,

se doit à lui-même de prendre ces soins journellement. Plus le bien-être se répandra, plus les notions hygiéniques se généraliseront, plus l'individu né dans une condition inférieure et vivant du travail de ses mains s'habituera à se compter et à se considérer selon la juste estime que tout honnête homme doit avoir de lui-même, plus aussi on approchera du moment où les soins personnels, particulièrement ceux de la bouche, qui est une partie si essentielle, deviendront habituels dans toutes les classes de la société.

Déjà l'on peut apercevoir un heureux changement sous ce rapport, et l'on ne rencontre plus en aussi grand nombre ces bouches sordides pleines de tartre ancien, dont tous les liquides sont altérés, dont toutes les parties constituantes sont dénaturées, et dont on ne peut approcher l'œil et la main sans que les sens soient soulevés.

Tout se tient dans le progrès vers le bien. Les améliorations et perfectionnements s'enchaînent, et l'un conduit à l'autre. L'homme qui se voit dans de belles rues, larges et aérées, dans des logements relativement spacieux et bien éclairés, éprouve insensiblement, à son insu même, une sorte de besoin instinctif de se mettre en rapport avec ce qui l'entoure.

Tel sera le bienfaisant résultat des merveilles qui s'accomplissent à nos yeux et de la transformation magique du vieux Paris, sous l'empire et sous l'inspiration du génie organisateur.

Je reviens à mon sujet.

Les soins ordinaires de la bouche comprennent :

1° le curage des dents;

2° Le brossage (1) et le lavage, ou plutôt le bain de bouche;

3° Le nettoyage des dents proprement dit.

(1) Je demande pardon pour ce néologisme, qui est nécessaire. Autre chose est le *brossage*, et autre chose le *nettoyage*.

ARTICLE PREMIER

Curage des dents.

On verra, par ce petit article, au moins, je l'espère, que rien n'est à dédaigner en médecine dentaire, comme, du reste, en médecine générale, et qu'aucun sujet, si mince et si insignifiant qu'il paraisse, n'est indigne de l'attention de l'homme de l'art, quand il s'agit d'éviter une souffrance.

Le cure-dents est nécessaire et, en même temps, nuisible.

Il est nécessaire, attendu que la présence de parcelles alimentaires, surtout des brins de viande, qui sont susceptibles de s'altérer, peut occasionner de l'irritation, si les gencives y sont d'ailleurs

disposées, outre l'agacement qui en résulte sur le moment.

Il est nuisible par l'abus, et l'abus
provient ou d'une habitude vicieuse ou
de ce que les gencives sont engorgées
dans les espaces inter-dentaires, de manière à donner l'idée de corps étrangers
qui n'existent pas et que l'on s'obstine à
vouloir retirer avec le cure-dents.

De quelque manière que l'abus se
produise, il a pour effet de déchiqueter,
d'irriter, d'enflammer les gencives, et de
déchausser les dents.

Que le cure-dents fasse saigner, et
que ce puisse être un bien en raison du
dégorgement qui s'ensuit, cela n'est pas
douteux; mais ce bien, ce dégorgement
est plus que neutralisé par l'irritation
qui résulte de la manière dont il est
obtenu. Grande est la différence, je l'ai
déjà dit, suivant que le dégorgement est

opéré par des scarifications judicieuse-
ment pratiquées, ou à tort et à travers,
sans ménagement comme sans méthode.

Il faut donc se servir du cure-dents
avec légèreté, selon le besoin réel, et
s'arrêter, savoir résister à l'impression
qui fait croire à la présence de parcelles
alimentaires, quand ce sont les gencives
engorgées qui donnent cette impression,
qui est d'ailleurs très-agaçante et très-
provocante.

Les meilleurs cure-dents sont les plus
simples : ce sont ceux de plume; ils
doivent être flexibles et effilés; durs et
forts, ils sont blessants. Les cure-dents
en buis, à la mode italienne, et ceux
d'argent ne les valent pas.

Un de mes clients affile une allumette
et la fait brûler de manière que le bout
soit charbonné; et il se sert de ce bout

pour frotter la dent à son collet et repousser les parcelles d'aliments qui peuvent se trouver dans les espaces inter-dentaires. Il obtient ainsi un double résultat; mais il est à craindre que le bout charbonné ne se trouve plus gros qu'il ne faudrait. Dès que l'on introduit entre les dents, habituellement, un corps un peu volumineux, on tend nécessairement à les écarter et à produire le déchaussement.

Une de mes clientes se sert, au lieu de cure-dents, d'un ruban mince qu'elle glisse légèrement entre les dents, et se loue beaucoup de ce procédé, qui lui a été recommandé par un des principaux dentistes de Paris.

ARTICLE DEUXIÈME

Brossage des dents et lavage de la bouche.

BROSSAGE DES DENTS. — Dans le brossage des dents, il faut considérer la poudre et la brosse.

Mais, d'abord, combien de fois convient-il de se brosser les dents? Le moins, c'est une fois par jour. Il serait bon, après tout ce qui est passé par la bouche et tout ce qui a pu y rester, de recommencer, le soir, avant de se coucher; mais il ne faut pas trop exiger.

L'usage du rince-bouche après les repas est excellent. Jadis on avait l'aiguière, tenue par des pages, et dont il reste d'admirables modèles; l'addition du rince-bouche est un progrès, quoique. les délicats trouvent son emploi désagréable pour les voisins.

Poudre. Chacun vante la sienne, et, à cet égard, on pourra dire de moi ce que je dis des autres. Seulement j'ai la conviction, en recommandant la poudre solidifiante dont je suis l'inventeur, de ne pas me tromper et de ne tromper personne.

Le quinquina est un tonique, sans doute, mais il irrite autant qu'il tonifie; or, les maladies des gencives sont essen-tiellement inflammatoires et demandent non des irritants, non des toniques, mais des antiphlogistiques ou au moins des substances indifférentes.

Il peut se présenter cependant telle circonstance dans laquelle le quinquina soit indiqué; mais ce ne sera jamais le cas ordinaire.

Quant aux poudres acides, elles doivent être absolument rejetées. J'en connais une très-célèbre, qui a certainement été composée et débitée de la meilleure foi du monde, qui se vend encore, et en grande quantité, dans une des meilleures et des plus honnêtes pharmacies de Paris, qui est d'une acidité, d'un âcreté extrême, au point de faire affluer abondamment la salive dans la bouche, qui blanchit les dents admirablement (trop admirablement), et qui a dû causer un nombre incalculable de maux de gencives, de déchaussements et d'ébranlements des dents. Mieux vaudrait mille fois une poudre inerte, la simple poudre de charbon, à la condition d'être finement porphyrisée afin de ne pas rayer l'émail, ou encore la magnésie calcinée!

La poudre *solidifiante* renferme une substance légèrement astringente (si légèrement qu'il est impossible d'en sentir le goût) *et en même temps antiphlogistique*, et c'est à la combinaison de ces deux propriétés, si difficiles à rencontrer ensemble, que j'attribue sa supériorité.

Brosse. C'est un point d'une certaine importance que le choix de la brosse à dents. Si elle est trop molle, trop douce, elle ne nettoie pas les dents, elle n'emporte pas le tartre, qui est tenace, même en couche mince, et alors il s'épaissit et s'accumule. Si elle est trop dure, elle déchire les gencives : beaucoup de gens croient que c'est un bien, mais ils se trompent, attendu que le dégorgement des gencives n'est favorable qu'à la condition d'être opéré méthodiquement au moyen d'un instrument tranchant dirigé par une main exercée, qui, du reste, peut être celle du sujet lui-même.

En résumé, il faut que la brosse ne

soit ni trop douce ni trop dure, et malheureusement il n'y a pas de numéros possibles pour graduer le degré de dureté. C'est affaire d'habitude.

Une précaution essentielle consiste à bien laver et à bien sécher la brosse avec une serviette, quand on s'en est servi, afin que les crins ne se ramollissent pas trop promptement.

Il va sans dire que la brosse doit porter sur la face interne des dents autant et même plus que sur leur face externe, attendu que c'est surtout en dedans que le tartre se dépose.

LAVAGE DE LA BOUCHE. Quelques personnes peuvent se contenter d'eau pure, comme quelques-unes peuvent se passer de poudre; et certes c'est ce qui est le plus désirable, mais c'est aussi ce qui est le plus rare, à cause surtout de nos habitudes culinaires.

Lorsque, sans poudre, sans élixir,
rien qu'en se brossant les dents, ou
même sans se les brosser, et en se rin-
çant la bouche avec de l'eau claire, les
dents restent propres, exemptes de tartre, et les gencives saines, chose exceptionnelle et merveilleuse, on n'a rien
de mieux à faire que de continuer. C'est
ici que le mieux serait l'ennemi du
bien.

Mais généralement, on a recours, et
l'on a besoin de recourir à une liqueur
aromatique.

Un peu de rhum ou d'eau-de-vie,
quelques gouttes d'alcool camphré ou
d'esprit de menthe, dans l'eau, peuvent
suffire, à la rigueur, lorsque les gencives
sont parfaitement saines.

Il vaut mieux cependant faire usage
d'un topique spécial, à la condition qu'il
soit bien composé. Or, comme je l'ai

dit, les élixirs sont, pour la plupart, car je ne prétends pas que le mien soit le seul convenable, ou indifférents ou irritants. Quand ils ne sont qu'indifférents, c'est le moindre mal, du moins pour les personnes qui n'ont pas de maladies des gencives. Quand ils sont irritants, tôt ou tard ils produisent l'état qu'ils sont destinés à prévenir : les gencives rougissent et s'engorgent.

Je ne prétends pas, encore une fois, que ma préparation soit la seule bonne, tant s'en faut; mais je n'en connais pas de meilleure. Elle raffermit les gencives sans les irriter, et leur donne cette belle couleur *blanc rosé* légère, qui est le signe et le cachet de l'état sain ; *car il ne faut pas que les gencives soient plus que rosées.*

Des gencives *rouges*, dont certaines personnes seraient disposées à se targuer; comme d'une beauté, sont tout près d'être des gencives malades, si même elles ne le sont déjà.

C'est ici qu'il importe de faire remarquer expressément que l'élixir solidifiant est avant tout et par-dessus tout un moyen hygiénique, et qu'il convient dans l'état ordinaire, pour maintenir l'intégrité des dents et des gencives, autant qu'il convient dans l'état de maladie, pour raffermir les gencives, consolider les dents et arrêter les progrès de la carie.

On mettra donc quelques gouttes d'élixir solidifiant dans la quantité d'eau nécessaire pour remplir la bouche, et l'on gardera l'eau ainsi aiguisée pendant deux ou trois minutes, en *bain de bouche*, suivant l'expression de M. le professeur Marchal de Calvi, plutôt que de se rincer la bouche plusieurs fois de suite

et de perdre inutilement une certaine
quantité d'un topique qui demande trop
d'ingrédients divers, trop de soins et de
peines, pour qu'on puisse le donner à
vil prix.

ARTICLE TROISIÈME

Nettoyage de la bouche ou des dents proprement dit.

Tout ce que nous venons de dire est relatif au *nettoyage de la bouche ou des dents ;* mais on réserve plus expressément ce nom pour désigner une opération bien connue, quoique moins souvent pratiquée qu'il ne conviendrait, et qui consiste à extraire avec des instruments appropriés le tartre déposé à la surface des dents, dont un inconvénient majeur, entre autres, est de cacher les caries qui peuvent exister.

On redoute beaucoup, généralement, parmi les gens du monde, l'action des instruments sur l'émail ; or c'est le moin-

dre danger, à moins que l'opérateur n'a-
gisse de la pointe de l'instrument et avec
violence, ce qui ne doit guère arriver.

Ce qui est bien plus à craindre, c'est,
quand des dents sont ébranlées, que l'o-
pération n'ajoute à l'ébranlement.

J'ai vu nombre de malades accuser le
dentiste qui leur avait nettoyé les dents
de les avoir ébranlées ; accusation mal
fondée le plus souvent, mais juste quelquefois.

Il est très-certain que le nettoyage
n'ébranle pas des dents solides ; mais si
les dents sont déjà un peu ébranlées, et
à ce degré elles peuvent l'être sans que
le sujet en ait connaissance, le nettoyage,
à la manière dont il est pratiqué généralement, peut l'augmenter, de sorte qu'un
ébranlement jusque-là inaperçu est aussitôt constaté par le sujet, qui ne manque pas de rapporter tout le mal au

dentiste, tandis que celui-ci n'y est que pour une part.

Mais comment y est-il pour une part, et quel est le vice général de l'opération dont il s'agit?

La réponse à cette question est très-simple. On opère sur la dent à l'inverse du sens dans lequel on devrait opérer. On dirige l'instrument du collet de la dent vers son bord libre, tandis qu'on devrait le diriger du bord libre vers le collet. N'est-il pas évident que, dans le premier sens, c'est-à-dire du collet ou de la racine vers le bord libre, on agit comme si l'on voulait déraciner la dent, et que, pour peu qu'elle soit ébranlée, on doit l'ébranler davantage?

J'avoue que j'ai été effrayé en voyant avec quelle force, je puis dire avec quelle brutalité, certains dentistes raclent les dents ainsi à contre-sens.

Quant à moi, voici ma manière de pratiquer. Je commence par appuyer le doigt sur le bord libre de la dent, de manière à la soutenir ou même comme si je voulais la pousser vers le fond de l'alvéole ; puis, à l'aide d'un instrument approprié, j'agis du bord libre vers le collet, avec plus de persistance que de force. De cette manière, je n'ai aucune crainte d'ajouter à l'ébranlement, et il ne m'est pas arrivé une seule fois, depuis que je suis cette méthode, qu'un de mes clients m'en ait fait le reproche.

On pensera peut-être qu'en dirigeant l'instrument du bord libre vers la racine, on doit nécessairement décoller et repousser la gencive à sa marge ou sertissure. Mais d'abord il y a une mesure que tout homme de sens et de quelque habileté ne dépasse jamais, et ensuite, quant au petit saignement de la gencive

que l'opération peut produire, loin d'ê-
tre un mal, il est d'un effet salutaire
par le dégorgement qui s'ensuit.

Lorsque le dépôt tartarique est peu
considérable, en couche mince et peu
tenace, le sujet peut s'en débarrasser lui-
même, en se conformant aux règles que
je viens d'établir; sinon, il doit s'adresser à l'homme de l'art.

Les personnes chez lesquelles, par
une cause ou par l'autre, — soit qu'elles
souffrent de l'estomac, soit que les liquides buccaux contiennent, sans raison
connue, un excès de matériaux solides,
—le tartre se dépose et s'épaissit promptement, peuvent obvier à cette disposition par une surveillance attentive, et
en faisant elles-mêmes, une ou deux fois
par semaine, l'opération dont je viens de
parler, qui est d'autant plus simple,
d'autant plus facile et plus courte, qu'on

la réitère plus souvent, à la condition pourtant de ne pas tomber dans l'excès; mais c'est ce qui est le moins à prévoir.

Pour peu cependant qu'il y ait de difficultés, on fera sagement de s'adresser au dentiste, qui lui-même devra agir comme il vient d'être dit, à peine de s'exposer à augmenter le mal déjà existant; bien entendu, je parle des cas dans lesquels les gencives sont enflammées et où l'inflammation s'est étendue au périoste de quelques dents, dès lors plus ou moins ébranlées.

CHAPITRE II

DES MOYENS DE REMÉDIER
AUX MALADIES DES GENCIVES, AVEC DÉCHAUSSEMENT
ET ÉBRANLEMENT DES DENTS

CHAPITRE II

DES MOYENS DE REMÉDIER AUX MALADIES DES GENCÍVES
AVEC DÉCHAUSSEMENT ET ÉBRANLEMENT DES DENTS

ARTICLE PREMIER

Méthode de traitement par l'iode.

C'est la méthode de M. le professeur Marchal de Calvi, à qui j'en emprunte la description textuelle.

« Je me sers, dit l'auteur, d'une solution aqueuse presque à saturation, mais je l'applique rarement pure; le plus souvent j'y ajoute de l'eau en quantité variable, et quelquefois je la rends très-légère. Le mode d'application est très-simple. On fait un pinceau en roulant un peu d'ouate de coton à l'extrémité d'un bois d'allumette, et l'on touche les parties malades avec ce pinceau trempé dans la solution, en ayant soin de respecter les dents (quoi qu'il suffise d'un léger grattage pour les nettoyer quand l'usage de l'iode les a noircies).

« Le pinceau d'ouate est préférable au pinceau ordinaire, parce qu'il permet de presser davantage et laisse moins facilement couler la solution.

« On est obligé de renouveler l'application tous les jours, à moins que l'on ne se serve de la liqueur très-concentrée, auquel cas l'épithélium se détache et laisse la muqueuse trop sensible au contact du médicament.

« J'avais obtenu par cette méthode des résultats très-satisfaisants, surtout eu égard à l'extrême insuffisance des médications employées jusqu'alors, et je croyais avoir trouvé une sorte de spécifique. Il a fallu en rabattre. Je m'explique : l'iode reste le meilleur moyen, je dirai même le seul efficace contre le ramollissement fongueux des gencives ; mais il n'a d'efficacité réelle que si l'affection est récente. A une période avancée, il améliore très-appréciablement, mais il ne guérit pas, et il y faut revenir sans cesse, l'affection étant des plus opiniâtres.

« A un certain degré, elle ne cesse qu'à la chute ou à l'avulsion des dents, qui agissent sur la gencive enflammée, fongueuse, ulcérée, à la manière de corps étrangers.

« Dans le cas de M. Leudet, l'affection gingivale persistait, même après la perte des dents : seul exemple que je connaisse d'une pareille ténacité, explicable d'ailleurs par la persistance de la cause générale, le diabète.

« Lorsque deux dents correspondantes sont vacillantes, par suite de l'affection gingivale existant en haut et en bas, l'avulsion de l'une peut avoir pour effet le raffermissement de l'autre ; ce qui n'est pas d'un grand avantage pour la mastication, puisque la dent restante n'a plus qu'une action très-minime, mais ce qui n'est pas sans intérêt pour la conservation de la forme des traits, et ce qui montre, en outre, avec toute évidence, que la pression forte et réitérée des dents ébranlées l'une contre l'autre a une extrême influence sur la marche presque irrésistible et la faible curabilité de l'affection : d'où la nécessité de modérer les efforts masticateurs par l'usage d'aliments qui ne soient pas d'une grande résistance.

« Je n'employais d'abord que l'iode, en applications au moyen d'un pinceau... J'ai reconnu depuis la nécessité d'autres moyens, surtout de la scarification des gencives, que l'on renouvelle tous les jours, et au moyen de laquelle on obtient un dégorgement qui rend beaucoup plus sûre l'action de l'iode...»

Telle est la méthode de traitement de M. Marchal de Calvi, connue sous le nom de traitement par l'iode.

Que son auteur l'ait employée et l'emploie avec succès, on n'en peut douter, moi, moins que personne, puisque, souvent, pour des cas graves, j'ai eu recours à son expérience, à la grande satisfaction des malades.

Mais je crois que les opérations diverses et réitérées qui entrent dans le traitement, scarifications, incisions, excisions, etc., ont au moins autant d'influence sur la guérison que les applications d'iode.

Ce que je puis affirmer c'est que, journellement, il se présente à mon cabinet des consultants qui ont pris les conseils de dentistes plus ou moins réputés, et n'ont retiré aucun profit de l'usage de l'iode.

Quelquefois même il semblerait que l'iode, probablement à l'état de solution trop concentrée, et employé en applications trop fortes et trop rapprochées, ait détruit les liens qui retenaient encore la dent à l'alvéole et amené dans un court espace de temps, un ébranlement excessif.

C'était le cas d'un officier supérieur de l'armée, très-jeune, qui me disait que, depuis l'emploi de l'iode, sa dent était devenue tellement vacillante qu'il *la mangeait*. J'en fis l'extraction, à la demande instante de ce client, et je la remplaçai à sa grande satisfaction ; car il s'est promptement habitué à la présence de la dent artificielle, qui lui sert au lieu de le gêner, tandis que la dent naturelle, si fortement ébranlée, l'incommodait, l'embarrassait outre mesure, et l'excédait.

Quand l'iode a été appliqué à un certain degré de concentration, le lendemain ou le surlendemain l'épiderme muqueux (*epithelium*), escharifié comme par un caustique, se détache par petits lambeaux, sous forme de peaux blanches ; et l'on peut comprendre, par cette perte de substance, que la dent soit moins fixée, moins retenue, en d'autres termes plus vacillante après qu'avant. Aussi M. Marchal de Calvi conseille-t-il expressément de varier, selon les cas, le degré de la solution ; mais il faut pour cela une grande habitude du médicament, et il n'est que trop facile de se tromper. Or, l'erreur peut être irréparable. Témoin le cas du jeune et brillant officier dont il vient d'être question.

J'ai vu un autre exemple du même genre; il est vrai que le malade avait jugé à propos de se servir lui-même de l'iode, ce qui lui avait paru très-simple; mais les choses les plus simples ont leurs difficultés, surtout en médecine.

Ainsi, tout en admettant les résultats obtenus par l'auteur de la méthode, je suis forcé de les attribuer à un mode d'emploi tout à fait spécial et personnel, et plus encore peut-être aux opérations qu'il pratique en même temps, surtout au grand dégorgement des gencives auquel il donne lieu chaque jour.

Au surplus, n'a-t-on pas vu, par la citation ci-dessus, que M. Marchal de

Calvi avoue lui-même, avec une entière franchise, que l'observation ultérieure a diminué la confiance exclusive qu'il avait mise d'abord dans le traitement par l'iode.

Pour moi, j'ai rarement besoin de l'iode, à cause de l'usage de l'élixir solidifiant, qui produit tous les effets que je puis désirer.

Maintenant, il est juste d'ajouter que, méconnaissant les indications fournies par M. Marchal de Calvi, la plupart des dentistes, je pourrais dire tous, emploient la *teinture d'iode*, au lieu de la solution aqueuse d'iode iodurée; or l'alcool de la teinture resserre les tissus et s'oppose à la pénétration et à l'action complète de l'iode.

En résumé, je suis loin de proscrire l'iode et j'admets sans restriction les faits de M. Marchal; seulement je répète qu'avec l'élixir solidifiant je suis, sauf minime exception, dans le cas de m'en passer.

De plus, et cette remarque est très-importante, l'emploi de l'iode, qui n'a lieu qu'une fois par jour, ou même, pour peu que la solution soit chargée, tous les deux ou trois jours, n'empêche pas l'usage et la nécessité des bains de bouche avec l'eau tiède aiguisée d'élixir solidifiant, matin et soir et après les repas. Je puis ici m'appuyer de l'exemple et de l'autorité de M. Marchal, qui le prescrit invariablement, de préférence à tous les dentifrices connus.

ARTICLE DEUXIÈME

De quelques opérations qui peuvent devenir nécessaires dans le traitement des maladies des gencives.

Ce sont :

Les scarifications ;

Les incisions ;

Les excisions ;

Les cautérisations ;

Le limage ;

L'avulsion des dents et leur remplacement.

Scarifications. — Je donne ce nom à de petites incisions qui se pratiquent sur le côté des languettes gingivales interdentaires, et qui sont un moyen excellent de dégorgement des gencives.

Dans certains cas on est obligé d'y recourir journellement ou au moins tous les deux jours, tant l'engorgement met de ténacité à se reproduire.

On y procède au moyen d'un instrument à lame mince, étroite et effilée, que l'on glisse sous la languette interdentaire, tant en avant qu'en arrière, jusqu'à ce que l'on sente une légère résistance vaincue.

Il ne faut pas craindre de produire le décollement; c'est l'engorgement, c'est l'inflammation, qui décolle; la scarification, au contraire, quand elle est pratiquée à temps, rétablit l'adhésion.

Pour aider à la sortie du sang, il faut ordonner au malade de faire des mouvements de succion réitérés. On réussit mieux quelquefois, et l'on prolonge davantage le saignement, en se servant d'une boulette un peu forte d'ouate de coton avec laquelle on essuie le sang, en pressant légèrement ou même assez fortement.

Au début, le dégorgement par les scarifications est souverainement efficace, et je ne puis dire combien j'ai fait avorter ainsi d'inflammations commençantes, qui auraient causé de grands désordres; car ces petites inflammations des languettes interdentaires vont loin si on ne sait pas ce qu'elles sont capables de produire, et si on ne les arrête pas immédiatement.

Tout dernièrement encore un de mes clients qui a perdu cinq molaires à la mâchoire supérieure par suite de maladie des gencives et de déchaussement, étant resté pendant une soirée dans un salon très-froid, à la campagne, s'aperçut dès le lendemain que la gencive était engorgée entre la canine et la petite incise

16.

gauches ; la languette antérieure était gonflée et d'un rouge violacé, et, en arrière, la pointe de la langue sentait une tuméfaction arrondie, correspondante, un peu plus grosse qu'un grain de millet ; ces parties étaient légèrement douloureuses, sensibles comme on dit. Tout aussitôt, mon client, que j'ai instruit à cet effet, pratiqua deux scarifications en avant et en arrière, se fit ainsi saigner abondamment, prit dans la journée plusieurs bains de bouche à l'élixir, et le lendemain il n'y paraissait plus.

Quel que soit le bon effet des scarifications, il ne faut pas, en pareil cas, s'attendre à la cessation instantanée de l'engorgement et de tout ce qui s'ensuit ; j'en fais la remarque expresse parce que l'on pourrait être tenté d'employer d'autres moyens sans utilité, en ne voyant pas l'inflammation céder de tout point aussitôt après la petite saignée locale.

Il faut généralement que la nuit se passe pour que le petit accident soit complétement dissipé ; mais, dès que le saignement a été opéré, on s'aperçoit d'une sensible atténuation.

Les personnes qui ont les gencives prédisposées ne doivent pas supporter que ces petites mais redoutables inflammations des languettes interdentaires s'établissent ; il y faut couper court dès le début par les scarifications et l'élixir. Attendre la résolution spontanée serait s'exposer à la propagation du phénomène inflammatoire, car c'est chose bientôt faite que le passage de l'inflammation de ces petites languettes au périoste alvéolo-dentaire, et alors le mal a fait un grand pas.

Incisions et excisions. — Les scarifications sont de petites incisions dont j'ai traité à part à raison des détails tout à fait spéciaux qui s'y rattachent.

Les incisions proprement dites sont moins souvent nécessaires. Il faut en venir là pourtant dans certains cas d'engorgement excessif, comme aussi dans ces grands décollements dont j'ai parlé à diverses reprises et qui permettent de découvrir la racine de toutes les incisives et même des canines, quand on tire sur la lèvre inférieure.

Dans ce dernier cas, à l'aide d'un bistouri à lame mince, introduit entre les dents, on entaille perpendiculairement la gencive interdentaire, et l'on obtient le recollement au moins partiel.

Parfois la gencive est tellement engorgée, tuméfiée et épaissie, qu'elle couvre une grande partie de la surface émaillée des dents, sans que l'on puisse se flatter de l'espoir de pouvoir la déprimer et la faire rentrer dans ses limites par l'usage des topiques. Il faut alors pratiquer l'incision de la partie exubérante en conservant la forme naturelle des parties, et l'on y procède à l'aide du bistouri et de ciseaux fins, bien aiguisés.

J'ai réussi à merveille, dans divers cas de ce genre, notamment chez une jeune personne d'une vingtaine d'années, remarquablement belle et robuste, qui n'avait contre elle qu'un épaississement considérable et même surprenant des gencives en haut et en bas, particulièrement en bas.

Mais, soit que l'on scarifie, soit que l'on incise, soit que l'on excise, on n'obtiendrait pas un résultat favorable complet sans l'élixir solidifiant, qui est toujours pour une bonne part dans le succès.

Cautérisation. — L'iode, dont il a été question plus haut, à moins d'être très-concentré, n'agit pas comme caustique. On peut le rendre tel et s'en servir pour toucher des points circonscrits, par exemple une languette interdentaire engorgée. On se servira également, selon le cas, d'alun, de nitrate d'argent (pierre infernale), etc.

Limage. — Je puis renvoyer le lecteur à ce que j'en ai dit, dans la première partie, en traitant de l'allongement apparent des dents.

Extraction et remplacement des dents. — Quand les dents sont profondément déchaussées et vacillantes au plus haut degré, quand elles ne sont plus et ne peuvent plus être qu'une cause de gêne, de mauvaise odeur, d'irritation pour la partie dans laquelle elles sont implantées, et pour le reste des gencives, sur lesquelles elles agissent par voie de propagation et de sympathie, il faut bien se décider à les extraire. Il n'y a plus que ce moyen de nettoyer, de purifier la bouche et de la mettre en état, par les moyens artificiels, de servir à ses différents usages; surtout à la mastication, dont l'importance est si grande pour la digestion.

Que de gens atteints de dyspepsies, de gastralgie, faute de dents, ou parce qu'ils souffrent de la bouche et ne peuvent triturer convenablement les aliments solides !

Non-seulement l'estomac souffre, dans ces cas, qui sont malheureusement si communs, mais, nécessairement, la nutrition, la réparation générales sont diminuées, et les forces fléchissent.

Voilà ce que peuvent produire les affections des gencives; des affections qui semblent sans gravité pour la santé générale et pour la vie.

Chez les personnes âgées, cet état de choses ne peut se prolonger sans danger, et il faut y pourvoir promptement.

Lorsque la mastication est rétablie, la souffrance de l'estomac cesse quelquefois très-vite, et il s'opère dans la constitution un changement également très-prompt, de sorte que l'on ne peut douter de la cause du désordre qui avait lieu.

Il faut donc, je le répète, quand les choses en sont venues au point que je caractérisais tout à l'heure, extraire les dents ébranlées, et, après les avoir extraites, il faut les remplacer.

C'est ce que j'ai fait nombre de fois, et ce que je fais souvent, chez des personnes qui ont trop attendu pour demander les avis et les soins que l'état de leurs gencives réclamait impérieusement. Seulement, et conformément à une règle invariable que j'ai déjà fait connaître, je ne pose la pièce artificielle que lorsque la gencive a repris les dimensions convenables, lorsqu'elle s'est bien dégonflée, afin de n'avoir pas à retoucher l'appareil. Pour remettre la gencive en état, pour la raffermir et hâter le moment de la pose de la pièce prothétique, toujours impatiemment attendu par le sujet, je prescris les bains de bouche réitérés avec l'eau additionnée de l'élixir solidifiant, qui réussissent admirablement. Aucun autre moyen ne donnerait un résultat aussi prompt et aussi complet.

Emollients. Calmants. Dérivatifs. Cure sulfureuse. Moyens hygiéniques.

Emollients. Calmants.—Les garga-rismes avec la racine de guimauve et le miel, avec la tête de pavot, laudanisés, au chlorate de potasse, les bains de pied à la moutarde, conviennent momenta-nément lorsque les douleurs produites par l'inflammation des gencives ont une grande intensité ; et l'on sait que par-fois elles sont cruelles, intolérables. Le chaud, le froid, la moindre pression dans l'acte de la mastication, les exas-pèrent, et la vie devient un supplice.

Malheureusement les émollients et

les calmants ont plus de réputation que d'efficacité, et ce qui réussit encore le mieux, c'est de procurer le dégorgement par le moyen des scarifications et de les faire suivre de l'emploi de l'élixir. Mais il faut savoir que ces douleurs de gencives sont souvent rebelles, quel que soit le remède employé. Les malades cessent l'usage de l'élixir pour les émollients et les calmants; puis, rebutés, ils y reviennent.

Les douleurs de gencives, à ce degré, deviennent une indication spéciale, en ce sens que l'on ne peut guère y obvier que par l'extraction des dents, qui agissent comme corps étranger et maintiennent l'irritation. La dent ou les dents extraites, la douleur cesse presque complétement tout de suite.

Il n'est pas moins pénible d'en venir à cette extrémité, d'autant que quelque-

fois la douleur cesse par l'effet de l'é-
lixir solidifiant, et qu'alors on n'a qu'à
se féliciter d'avoir eu le courage de résister aux prières du sujet.

Je me rappelle un de mes clients qui,
après l'extraction de plusieurs grosses
molaires déchaussées et vacillantes au
plus haut degré, fut pris de la même
affection à la gencive de la deuxième
petite molaire supérieure droite. Un jour
il souffrait cruellement d'une fluxion qui
s'était formée au-dessus de cette dent, et
comme ce n'était pas la première fois, il
se présenta chez moi pour se faire extraire cette dent. C'était un dimanche,
et je n'étais pas à mon cabinet. Mon
client remit au lendemain ; or, le lendemain, la douleur avait diminué par suite
de la formation de l'abcès ; celui-ci s'ouvrit sans trop ajouter à l'ébranlement,
grâce à l'élixir solidifiant ; finalement,

la dent resta ; il la conserve depuis trois ans, et il n'y a pas apparence qu'il doive de sitôt en faire le sacrifice.

Dérivatifs. — Les bains de pied à la moutarde, plusieurs fois par jour, sont utiles dans les inflammations de la bouche, de la gorge, des yeux, etc. Ils agissent en portant, comme on dit, le sang aux extrémités. C'est un moyen à ne pas négliger, mais qui ne peut avoir d'effet curatif proprement dit. Il pallie, il soulage, et c'est beaucoup, mais il ne peut pas guérir.

Quelquefois on se trouve bien d'un purgatif. Un de mes clients prend habituellement de l'aloès : une ou deux fois par semaine, au dîner, avant le potage (une pilule argentée de 20 centigrammes ou 4 grains) ; il en résulte un mouvement congestif vers l'anus, toutefois sans production de tumeurs hémorrhoïdaires, et l'effet en est excellent sur l'état des gencives.

Cure sulfureuse. — En parlant des causes de l'inflammation gingivale et de ses conséquences, dans la seconde partie de ce traité, j'ai mentionné l'opinion de M. Marchal de Calvi, qui regarde cette affection comme étant de nature catarrhale, au même titre qu'une foule d'autres affections des membranes muqueuses.

Conformément à cette opinion, et à raison des succès de la cure sulfureuse contre les maladies catarrhales en général, laquelle cure a presque qualité de spécifique, M. Marchal l'a prescrite à plusieurs de ses clients, atteints de gingivite expulsive opiniâtre et rebelle, et qui s'en sont très-bien trouvés.

Il est difficile de faire comprendre aux malades qu'une affection circonscrite, une affection *insignifiante*, comme on dit, mais qui est très-loin d'être insignifiante, suffise à motiver un dérangement comme celui qu'entraîne une cure thermale.

Mais que l'affection soit petite ou grande, qu'elle soit située aux gencives ou ailleurs, si elle est catarrhale, elle est passible de toutes les médications qui sont reconnues efficaces contre le catarrhe en général, et la question à poser au consultant est celle de savoir s'il veut guérir et faire tout ce qu'il faut à cette fin.

Quant à moi, je n'ai pas de faits personnels pour me prononcer sur la valeur de la cure sulfureuse contre les affections des gencives; tout ce que je puis dire, et je pourrais m'en dispenser, c'est que l'idée de cette cure procède d'une induction rigoureuse.

Soins hygiéniques. — Ils consistent surtout à éviter l'action du froid, particulièrement du froid humide.

J'ai souvent parlé de la nécessité de porter du coton dans les oreilles et d'empêcher ainsi l'action du froid sur les gencives. On trouve à ce sujet quelque résistance chez les consultants, notamment de la part des femmes, qui craignent qu'on ne voie le coton. Mais il n'est pas nécessaire qu'on le voie, attendu qu'il n'est pas nécessaire d'en mettre une grande quantité ; il suffit d'une boulette qui couvre la membrane du tympan.

D'ailleurs, on peut l'enfoncer profondément, et il faut même qu'il en soit ainsi. Il va sans dire que la boulette de coton doit être renouvelée tous les jours.

J'ai eu tant d'occasions de constater l'efficacité de cette précaution, que je ne puis assez la recommander. Cette efficacité se constate moins directement qu'indirectement, par les effets de l'oubli de la précaution dont il s'agit. Plus d'une fois, des gens qui s'observent bien m'ont dit qu'ayant oublié de mettre du coton dans leurs oreilles, ils n'avaient pas tardé à souffrir des gencives, et que, déshabitués de souffrir, ils avaient cherché la cause de ce retour et l'avaient trouvée, si clairement, si incontestablement, que la reprise de la précaution avait fait cesser le mal presque aussitôt, sans préjudice toutefois de l'élixir.

Un de mes clients les plus anciens et les plus dociles, muni encore de très-belles dents, quoiqu'il en ait perdu plusieurs (dans le fond), par suite de maladies des gencives, ayant retiré son coton, comme il fait tous les matins, pour se curer les oreilles, fut dérangé

17.

pendant sa toilette et ne songea pas à le remplacer. Il faisait un vent froid, aigu. Dès le lendemain, une petite élevure douloureuse existait à l'union des deux incisives supérieures. Très-étonné d'abord, il ne tarda pas à s'apercevoir de son oubli, qu'il répara aussitôt. Il fit saigner la gencive dans le point menacé, moyennant quelques scarifications, appliqua un peu d'élixir pur, doubla les bains de bouche d'eau tiède additionnée de ce même élixir, et tout rentra dans l'ordre accoutumé.

Les esprits forts de l'hygiène et de la santé traiteront ces considérations de minuties, et, au besoin, en plaisanteront. Mais, dans les questions les plus graves, dans les événements les plus douloureux, en remontant à la source, on trouve souvent une minutie. Ce sont des minuties qui fournissent l'occasion des maladies, quand la prédisposition existe. La convulsion est un terrible accident; eh bien! chez l'enfant prédisposé par le travail de la dentition, le froid des pieds prolongé, qui est une minutie, déterminera l'attaque convulsive et jettera une famille dans l'épouvante; une autre fois ce sera un aliment indigeste.

Ce n'est point assez, pour les gens affectés du déchaussement, de mettre du coton dans les oreilles; il faut éviter le froid à la tête et le froid aux pieds, les courants d'air, les *vents coulis*, comme on dit vulgairement, sur les joues.

Un de mes consultants, qui est chauve, s'est bien trouvé de porter perruque. Minutie! Un autre, à qui cet artifice déplaisait, fait usage d'une calotte dont il ne manque jamais de se couvrir quand l'occasion le lui conseille, et bien lui en a pris. Minutie! minutie! Le bien et le mal tiennent souvent à une minutie!

Je ne fais que mentionner, m'en étant déjà expliqué à diverses reprises, la nécessité d'extraire le tartre dentaire, ou, mieux, de l'empêcher de se déposer, par des soins quotidiens; comme aussi je ne fais que rappeler le mauvais effet, sur les gencives malades, d'une trop grande réplétion habituelle de l'estomac, d'où l'indication d'une sage réserve, qui d'ailleurs rentre dans l'hygiène générale.

Mode d'emploi de l'élixir.

On emploie l'élixir pur ou ajouté, en petite quantité, à l'eau tiède.

On l'applique pur, *par exception*, sur de petits points où l'inflammation est plus intense et plus tenace, comme, par exemple, sur une languette interdentaire engorgée et déjà plusieurs fois scarifiée.

La règle est qu'on l'emploie additionné à une *bouchée* d'eau tiède, en *bain* de bouche.

L'eau doit être tiède, attendu d'abord que les gencives sont douloureuses, du moins en général, au contact d'un liquide froid, et ensuite parce que quand

même il n'y aurait pas douleur, l'action
du froid est toujours suivie d'une réaction qui ajoute à l'inflammation.

C'est ainsi que l'application du froid
sur une partie enflammée, sur la tête,
par exemple, dans une inflammation ou
une congestion du cerveau, est nuisible,
si *elle n'est pas continue.*

Si l'on manque d'eau tiède, on garde
l'eau froide un moment dans la bouche,
sans lui laisser toucher les gencives, ce
qui est facile, et on ne l'amène au contact des parties affectées que lorsqu'elle
a eu le temps de se réchauffer un peu.

La quantité d'élixir qui doit être ajou-
tée à l'eau est la même que celle des
autres élixirs : quelques gouttes, un *filet,*
comme on dit, plus ou moins, d'ailleurs,
selon l'état des parties, selon leur sensibilité et selon l'effet produit. Il faut
aussi tenir compte de l'habitude qui

émousse toutes les impressions, de sorte que par l'usage de l'élixir on est amené à en augmenter la dose, sans que l'on doive jamais dépasser une certaine mesure. Il doit en résulter un goût assez fort, mais non jusqu'à produire une sensation pénible.

Tandis que, dans l'état sain des gencives, un seul bain de bouche, à la toilette du matin, est suffisant, il faut, dans l'état de maladie, y revenir le soir, et encore après les repas, ou même plus souvent, s'il y a mauvaise odeur de la bouche; et, chaque fois, le liquide doit être gardé de trois à cinq minutes dans la cavité buccale.

Mais quoi ! dira-t-on; quoi ! tant de précautions, tant de soins, tant de sujétion, une préoccupation si constante pour un si petit mal ! Ce ne sont pas ceux qui en souffrent qui parleront ainsi. Ce *petit mal*, par l'imperfection de la mastication, trouble la digestion et affaiblit la constitution; par l'absence des dents antérieures, gêne l'articulation des mots; par la mauvaise odeur qu'il occasionne, est un sujet d'appréhension pour le sujet et pour les tiers; par la chute des grosses dents creuse les joues et change la physionomie et lui donne l'aspect anticipé de la vieillesse; enfin, par les douleurs et les accidents divers qu'il entraîne à sa suite, devient une cause d'ennui, de tristesse et d'obsession ; sans compter qu'il n'y a pas de beauté possible avec de mauvaises gencives. Voilà ce que c'est que ce petit mal !

Quant à moi, en m'étudiant à le faire connaître et à fournir les moyens de le prévenir et de le combattre, je n'hésite pas à dire que je crois avoir rendu un véritable service, dont je me fais un devoir de rapporter tout l'honneur à mon cher et regretté père.

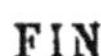

FIN

TABLE DES MATIÈRES

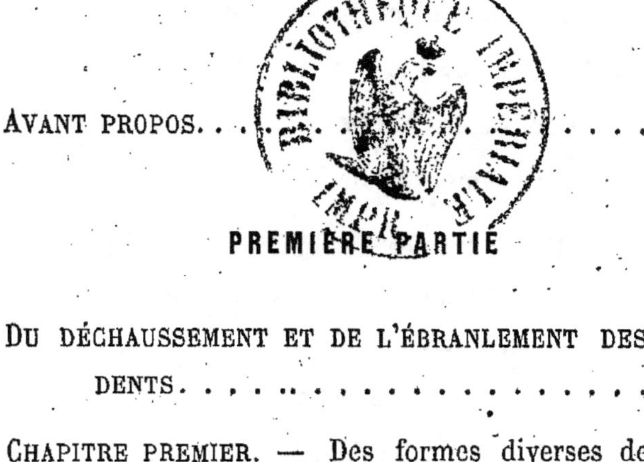

TROISIÈME PARTIE

PARIS. — IMP. V. GOUPY ET Cᵉ, RUE GARANCIÈRE. 5.